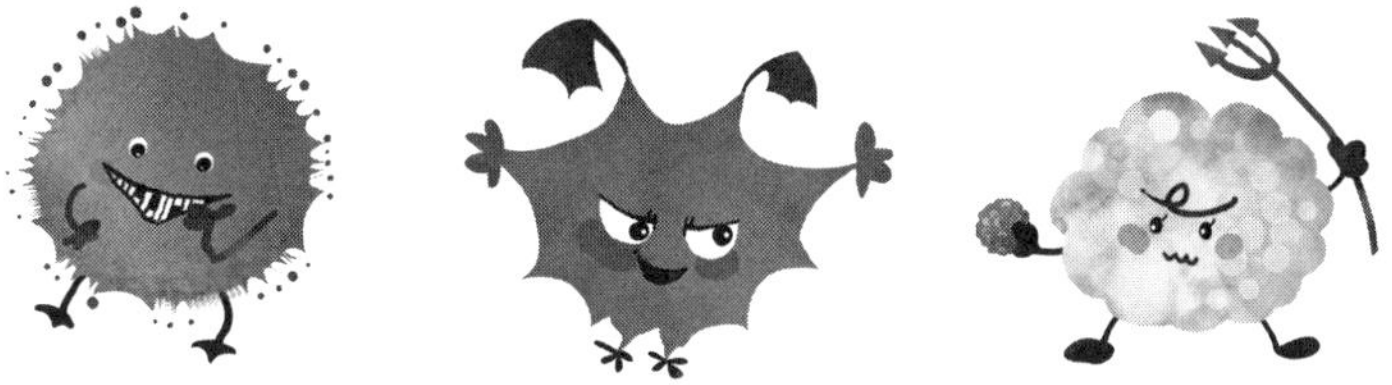

改訂増補版

おなかのカビが病気の原因だった

「日本人の腸は
カビだらけ」

葉子クリニック院長
内山葉子

YUSABUL

はじめに

「食後、異常におなかが張る、ガスがたまる」

「食べても食べてもおなかがすく」

「すぐ甘いものが欲しくなり、買い物に行くと、知らず知らずかごにパンや甘いものを入れている」

あなたには、そんな経験はありませんか。あるいは、

「食後に異常な眠けが起こる」

「頭がボーッとして集中できない」

「酔ったようにフワフワする」

といったことはないでしょうか。

これらの症状がとくに天気の悪いときにひどくなる
湿気の多い時期は調子がわるい
古い建物にいるときに調子がわるい

さらに、

便秘・下痢・腹痛
慢性的な皮膚トラブル（特に顔の発疹《ほっしん》・赤み・ほてり）
頭痛
関節痛
倦怠感、抑うつ
肛門や陰部のかゆみ
生理前の不調
化学物質に過敏
人ごみにいると気分がわるくなる

などの症状に悩まされていませんか。

その原因は、あなたの「おなかのカビ」かもしれません

「カビ」といえば、油断すると出る浴室のカビや、長く置きすぎた食品のカビ……。日常、目にするそんなカビが思い浮かぶでしょう。

自分のおなかのなかにもカビがいて、さまざまな症状を引き起こすなどとは、ほとんどの人は思っていません。

ところが、現実に、おなかのカビによって健康を害している人は非常に多いのです。

そのことが、まだ広くは知られていないために、原因がわからないまま苦しんでいる人や、誤った対処でおなかのカビをふやし続けている人が多数いらっしゃいます。

「どこで調べても原因がわからない」と困り果てた様子で、当院にもよくみえます。

そういう人たちに、おなかのカビをへらすための正しい対処法を指導すると、しだいに症状が消えて健康になっていきます。

長年の症状から解放されて、皆さん、とても喜ばれます。

そして、「まさか、おなかのカビが原因だったとは……」とおっしゃるのです。

実は、どんなに健康な人でも、おなかのなかにカビはいます。

私たちの腸に、おびただしい数と種類の細菌がすんでいることは、今では多くの人がご存じでしょう。腸のなかの微生物としては、腸内細菌が圧倒的に多いのですが、ほかにもウイルスや、場合によっては原虫や寄生虫など、さまざまなものがいます。その一種として、カビも存在しているのです。

ただし、その割合は、健康な人ならごくわずかで、通常は1%前後とされています。腸内細菌との健全なバランスが保たれていれば、それ以上カビがふえることはありません。

ところが、さまざまな理由によって、カビが異常にふえることがあります。すると、冒頭に挙げたような症状が起こってしまうのです。

おなかのカビがふえる理由については、本文で詳しく述べますが、特に重要なのは、以下の3つです。

第1に、「抗生物質（抗菌薬）や制酸薬」の乱用です

抗生物質は、病気の原因になる細菌を殺すために、医療機関で処方される薬ですが、目的とする細菌だけでなく、多くのほかの細菌も、いったん死滅させてしまいます。

その結果、腸内の微生物のバランスがくずれて、カビがふえてしまうのです。

ちなみに日本は、ようやく見直す動きが出てきたものの、世界のなかでも抗生物質を多く処方している国です。

また、制酸薬（胃酸を抑える薬）は胃潰瘍の治療薬として開発されましたが、近年は胸やけや吐き気、胃酸が上がってくる症状がみられると逆流性食道炎の治療薬として月単位、なかには何年も服用している方がいます。しかし、漫然と使い続けることで胃酸が減り、かえってカビの侵入をふやしてしまうこともあるのです。また、これら逆流性食道炎に似た症状は腸カビが原因のこともあるのです。

第2に、甘いもののとりすぎです

私たちのまわりには、ケーキなどのデザート類や甘いお菓子、清涼飲料水やスポーツドリンクなど、砂糖が大量に使われている食品がたくさんあります。近年ブームになったパンケーキや、甘くないので大丈夫と思われている食パンや、健康にいいと思われている和食にも、かなり砂糖が使われています。

このような甘いものは、カビの大好物です。腸の働きが弱っていたり、すでにカビがふえはじめたりしているなど、おなかの環境が乱れているときに、甘いものがたくさん入ってくると、カビが爆発的にふえてしまうことがあります。

このように、おなかのカビが過度にふえると、無性に甘いものや炭水化物が欲しくなります。そのため、ますますそれらを過剰にとるようになり、悪循環に陥ります。

また、発酵食品のとりすぎも、カビをふやすことがあります

私たちのまわりには、みそ、しょうゆ、みりん、日本酒、ビール、甘酒、チーズ、ワインなど、カビの仲間によって発酵させた食品がたくさんあります。近年、人気の高い麹《こうじ》も、カビの一種を繁殖させてつくるものです。健康食品として知られる酵《こう》母《ぼ》もカビの一種で、発酵させてつくっています。

発酵食品というと、「体にいい」というイメージがあるでしょう。確かに、健康な人がとれば、さらなる健康増進に役立ちます。しかし、腸の働きが弱っている人や、すでにカビがふえはじめている人が多量にとると、カビの増殖を促してしまうのです。

第3に、日本の気候と住居です

湿気の多い日本では、昔は家に意図的にすきまをつくり、風通しを大事にしていました。しかし、現在では気密性の高い家がふえた結果、カビが発生しやすくなっています。木や土、紙で作られていた家は今ではコンクリート、パネル、ビニールなど水分調整をしてくれる材料ではなくなっています。住居に発生したカビやカビ毒（マイコトキシン）を、私たちは知らないうちに吸気や食物とともに取り込んでいます。それもまた、体内でカビをふやす一因になっているのです。

この3つからわかるように、現代の日本には、カビをふやす原因が蔓延しています。

また、ビタミン剤やミネラル剤、それに準ずるサプリメントも、カビをふやす原因になります。ビタミン・ミネラル自体も、それを薬剤やサプリメントにするために使う基剤やコーティング材も、すべてカビのえさになるからです。

ここまでの話でお気づきかもしれませんが、カビがふえる原因には、病気を治すための抗生物質、健康づくりに役立つ発酵食品やビタミン・ミネラルなど、「一見、体によさそうなもの」が多いのです。ですから、それらが「カビをふやして健康を害している」とは知らずに、せっせと服用や摂取を続けながら、「体がよくならない」と嘆いている人が大勢いらっしゃいます。

そんな人たちに、

「不調や病気の原因は、おなかのカビかもしれませんよ」

「健康のためにしていることで、おなかのカビをふやして逆効果になっていませんか」

と問いかけ、カビの疑いが高い場合に、試していただきたい「おなかのカビの対策法」をお伝えするのが本書の目的です。

日本ではまだまだ知られていませんが、「おなかのカビと病気の関係」について、米国などでは研究が進んできており、英文では専門書も出ています。

本書をきっかけに、多くの人がこの問題に気づいて、正しい「おなかのカビコントロール法」を実践していただけたらと願って2018年に「おなかのカビが病気の原因だった〜日本人の腸はカビだらけ〜」を出版しました。その後多くの方に、今までどんな治療をしても改善しなかったのが、楽になった。健康にいいと思ってやっていたことがこの不調をつくっていたと知った、不調が消えてとても元気になりましたなどとうれしい声をいただきました。出版から6年たち、この間に5Gの導入、コロナ禍、外出を控えたり旅行を控えたあと一気に解除になってからのインフルエンザの流行など、さまざまなことがおこりました。改めて腸内環境の重要性も見直されています。しかし、まだまだおなかのカビへの注目度は小さく、健康にいいと思いやり続けていること、感染症の蔓延とともに抗生物質が引き続き投与されたり、胃酸を抑える薬を使い続けています。今回改めておなかのカビについて知っていただき、新しい知見とともに紹介できればと思い、改訂版を出版することになりました。皆様のお役に立てるとうれしいです。

２０２４年初夏

葉子クリニック院長

内山《うちやま》葉子《ようこ》

目次

第4章 おなかのカビのコントロール法

第5章▼おなかのカビをコントロールして健康になった実例報告

装幀　米谷テツヤ
本文デザイン　白根美和
カバー・本文イラスト　吉田のりえ

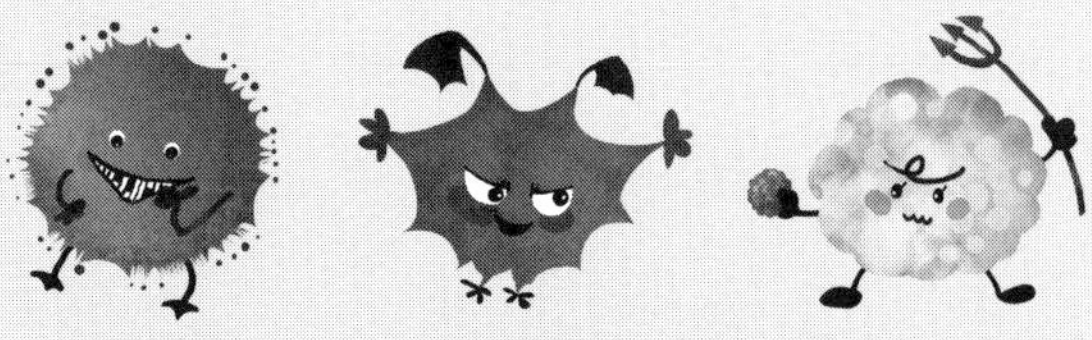

第1章

「おなかにカビがいる」とはどういうことか

あなたのおなかにカビがいるかチェックしよう！

「おなかのカビが病気の原因⁉」

本書のタイトルをみて、びっくりされた方も多いのではないでしょうか。

細菌やウイルスなどが病気の原因になることは、もちろんよく知られています。また、皮膚病のなかには、直接カビに感染することによって起こるものがあることを、ご存じの方もいらっしゃるでしょう。専門家の方もカビの抗原に抗体をつくり、ぜんそくなどのアレルギー疾患を起こしたりすることはご存知だと思います。また、免疫力が落ちた方の体内に感染した際、膜の成分βグルカンが免疫細胞を刺激して炎症性のサイトカインの産生を促し、アレルギー疾患や肺炎など重篤化しやすいことは医学的には知られていることです。

しかし、おなかにカビが増殖して、さまざまな症状が起こることは、専門家にすらまだほとんど知られていないので、驚かれるのも無理はありません。

まず、現状を知るために、左ページの「おなかのカビ・チェックリストＡＢ」で、

おなかのカビ・チェックリストⒶ

まずは、あなたの「おなかのカビ危険度」をチェックしましょう。
以下のうち、当てはまる項目はどれですか。

Ⓐ症状チェック

- □ 異常に疲れる
- □ 抑うつ、気分の変動がある
- □ 集中力がない、記憶力の低下
- □ 頭痛持ち
- □ 皮膚トラブル（じんましん、水虫、爪白癬*、いんきんたむし**、慢性的な皮膚炎、目のかゆみ、肛門のかゆみなど）がある
- □ 消化器症状（便秘、腹痛、下痢、ゲップ、おなかにガスがたまりやすい、腹部の張り、食事をするとすぐおなかがいっぱいになるなど）がある
- □ 生殖器に関する症状（月経不順、月経困難症、月経前症候群、膣炎、前立腺炎、勃起障害など）がある
- □ 筋神経症状（筋肉や関節の痛み・腫れ・しびれ・マヒ・灼熱感、筋力が非常に弱い、鼻血をよく出すなど）がある
- □ 呼吸器症状（長引くセキ、ぜんそくのように呼吸が苦しい感じ、慢性的な鼻づまりなど）がある
- □ 耳の症状（中耳炎など耳の感染症をくり返す、耳のつまり感、めまい、音に過敏など）がある

＊水虫を起こす白癬菌（カビの一種）により、爪が濁ってぶ厚くなる病気
＊＊白癬菌により、陰部に赤い発疹と強いかゆみが起こる病気

あなたの「おなかのカビ危険度」を調べてみましょう。

いかがでしょうか。Aに当てはまる項目があり、かつ次ページのBに1つでも当てはまれば、あなたはおなかのカビによって健康が害されている（Aの症状が、おなかのカビによって起こっている）可能性が高いといえます。

その場合、Aの項目が多いほど、おなかのカビの増殖の度合いが大きいと考えられます。本書を熟読して、おなかのカビをコントロールし、健康な状態を取り戻すようにしましょう。

そのために、本章では、「おなかのカビなんて初めて聞いた」という人や、「何となく聞いたことがあるけどよく知らない」という人向けに、「おなかのカビの基礎知識」をお話しします。

その参考にもなると思いますので、まずは、「そもそも、私がなぜおなかのカビに着目するようになったか」について述べましょう。

私がクリニックを開業して間もない、2009年ごろだったと思います。そのころ、食事に気をつけているのに、なかなか体調がよくならない患者さんが散見されま

おなかのカビ・チェックリストⒷ

Ⓑ症状チェック

- □ 不調があり、さまざまな治療やケアを受けたが改善しない
- □ これまで抗生物質を何度も服用してきた
- □ 発酵食品や砂糖を多く含む食品をたくさん食べてきた
- □ スイーツやパン、アルコール飲料が大好きで欠かせない
- □ スイーツやパン、アルコール飲料をとると体調が悪くなる
- □ 低血糖症状*の起こることがある
- □ ピルやステロイドを服用している、またはしたことがある
- □ 雨や曇りの日は調子が悪くなる
- □ 湿気の多い場所や、カビの生えている場所に行くと、調子が悪くなる
- □ 化学物質過敏症がある（タバコ、香水や化学物質などに対して気分が悪くなるなど不調を起こす）
- □ 歯科治療などの際、麻酔が効きにくい

＊血糖値が低くなりすぎて起こる発汗、手足のふるえ、動悸、脈が早くなる、不安感、吐き気、脱力感、意識障害など

●Ⓐに当てはまる項目があり、かつⒷに１つでも当てはまれば、おなかのカビによって健康が害されている（Ⓐの症状がおなかのカビによって起こっている）可能性が高いといえます。
●その場合、Ⓐの項目が多いほど、おなかのカビの増殖の度合いが大きいと考えられます。

した。特に明確な病気もないのに、おなかを壊しやすいとか、疲れやすくて元気が出ないとか、頑固な湿疹がある、顔がほてるというような人たちです。

普通なら、こういった症状は食事の改善によってよくなっていきます。しかし、何人かの患者さんは、どうしてもすっきりとは改善できなかったのです。しかも、そういう患者さんには、もともと肉を控えて野菜をたっぷりとるなど、一般的な基準でいえば、ヘルシーな食生活をしている人も多い印象でした。

当時から、私は腸からの健康づくりに力を入れており、プロバイオティクス（腸を健康にする乳酸菌などの有用な菌）なども活用しましたが、その患者さんたちには、やはり満足のいく効果がみられませんでした。

私は、大学病院や総合病院に15年ほど勤めたあと、西洋医学にとらわれず、本当に患者さんが治る医療を行いたい、あふれている医療情報の混乱を整理したいと、当院を開きました。「西洋医学だけでは治らず、困っている患者さんの力になりたい」という思いで開院したのです。

それだけに、せっかく来てくださった患者さんの期待に応えられなかったことが、その後も自分のなかでひっかかっていました。

私は、こと治療に関しては、未解決の問題があると、ずっと頭の片隅に置いておくタイプです。すると、いろいろな機会に、関連する情報を自然に拾っていきます。そんななかから、しだいに1つの回答が浮かび上がってきました。

★食事改善をしても、よくならない患者さんが散見された
★特に、一般的にいうと「ヘルシーな食生活」をしている人も多かった

関連本や自閉症の情報に出てきた「おなかのカビ」

私は、遅延型アレルギー（食物不耐症）の治療にも力を入れています。遅延型アレルギーとは、原因物質が体に入って、数時間から数日以上たってから症状が出るアレルギー（不快症状、一般的なアレルギー症状とは違い、その食べ物に対して耐性が少ないととらえます）のことです。原因物質が入ると、すぐに症状が出る一般的なアレルギー（即時型）に比べ、原因がわかりにくいので、詳しい検査や幅広い対策が必要

になります。

それに関する情報のなかに、あるとき、おなかのカビの話が出てきました。遅延型アレルギーに関する検査は、米国など海外で検査され、日本での保険適応はないのですが、その案内に「(体内の)カビの検査ができます」と書いてあったのです。

少し調べてみようと、『ザ・イースト・コネクション・ハンドブック(THE YEAST CONNECTION HANDBOOK)』という、米国の医師が書いた英書を読みました。

イースト(yeast)とは酵母《こうぼ》のことです。酵母というと健康食品やパンの材料を思い浮かべるかもしれませんが、カビの仲間(真菌)のうち、単細胞で丸っこい形のものを酵母、あるいは酵母菌といいます。

人体に常在して、条件によって病気を起こす代表的なカビの仲間は「カンジダ」ですが、これも広い意味では酵母の仲間です(条件しだいで形状が変わります)。この本のタイトルになっている「イースト・コネクション」とは、カンジダを中心に、カビや酵母にかかわって起こる病気全般を指しているのです。

この本には、まさしく「おなかのカビ」によって人体にどんな症状が起こるかと、それを防ぐヒントが書いてありました。

その後、必要になってはじめた自閉症の勉強のなかでも、おなかのカビとのつながりが出てきました。自閉症について勉強すると、患者さんの腸の状態が非常に悪いことが大前提として出てきます。なぜなら、そういった患者さんの腸には特にカビが多いことが、当時すでに明らかにされていたからです。

腸の状態を知る検査法の1つに、尿の有機酸検査があります。そのなかに、カビがつくり出すアラビノースなどの有害物質を検出する項目があります。これは、おなかのカビの増殖度合いを知る1つの指標ですが、実際に自閉症のお子さんでは、アラビノースなどのカビがつくる有機物が高い確率で検出されます。

こういう勉強を通じても、「おなかのカビが異常増殖している状態」というものがあり、病気と密接にかかわっていることがわかってきました。

★海外では「おなかのカビ」について認知されている
★自閉症の患者の腸にカビが多いことは既にわかっていた

抗生物質などの使いすぎ、甘いものがおなかのカビをふやす

さらに、日常の臨床のなかで、このようにカビが増殖する大きな要因として、「抗生物質の使いすぎがある」ということに思い当たりました。

例えば、ぜんそくの子どもや、カゼをひきやすい子ども、中耳炎の子どもに、日本の一般的な医療機関では、すぐ抗生物質を使います。そのように抗生物質を多用してきた人は、すごく甘いものを欲しがる傾向がよくみられます。これは、子どもだけでなく、大人も同様です。

血液検査をすると血糖値の低い人が多く、なかには40㎎／dℓなど、異常に低い人もいます（空腹時血糖値の基準値は70～110㎎／dℓ未満）。

「この低血糖は、どこからきているのだろう」と調べていくと、「おなかのカビが血糖値を下げる」という情報が出てきました。そこから、甘いものが異常に好きな人は、おなかにカビがいる可能性の高いことがわかってきたのです。

考えてみれば、これはカビの生態からいって当然です。カビの主な栄養源は、炭素（Cの記号で表される元素）で、砂糖などの糖類が「炭水化物」に分類されることか

らもわかるように、甘いものに多く含まれるからです。

おなかのカビに関するこうした知識が積み重なってくると、「ああ、あの治りにくかった症状の原因は、おなかのカビだったのだ」と腑《ふ》に落ちました。

炭素が多いのは、甘いものに限りません。穀物全般もそうですし、野菜や果物にも多く含まれます。

野菜は、人体で消化・吸収できない食物繊維を多く含むので、人間にとっては低エネルギーです。しかし、その食物繊維は炭水化物の仲間で、カビにとっては栄養源になります。

「健康のために」と、野菜を多くとるのはいいことですが、おなかにカビが増殖しているときは、それさえカビのえさになってしまうのです。肉などのたんぱく源を控えて野菜類とご飯だけをとるような食事だと、バランス的に炭素源（炭素の供給源）ばかりになり、いっそうカビのえさになりやすいと考えられます。

健康的な食生活を送っていながら、不調のとれない人がいることの答えは、「おなかのカビ」にあったのです。

★抗生物質などの使いすぎはおなかのカビをふやす
★甘いものが異常に好きな人は、おなかにカビがいる可能性が高い
★野菜や果物もカビの栄養源になる

日本はおなかのカビがふえやすい

麹《こうじ》漬けの食品や甘酒などの発酵食品も、とても体にいい食品です。しかし、発酵に使われるのは、有用な種類とはいえカビの仲間です。ですから、おなかにカビがふえているときに多量にとると、増殖を促す要因になります。

特に日本は、みそ、しょうゆ、みりん、日本酒といった発酵食品が多く、それらが文化として根づいている国です。誤解しないでいただきたいのですが、これらが悪いといっているわけではありません。いいものであっても、とりすぎれば体の状況しだいでは、弊害が出ることもあると知っておいていただきたいのです。

また、ビタミン・ミネラルを補給するための錠剤やサプリメントも、おなかにカビ

がふえているときは要注意です。ビタミン・ミネラルは体に必須の栄養素ですが、特に人工的につくられた錠剤やサプリメントで過剰にとった分はカビの栄養源になってしまうからです。原料が酵母のものもあり、それらにも要注意です。

体が弱い人は、健康に気をつかって、肉を控えて野菜とご飯の食事にしたり、体にいい発酵食品やビタミン・ミネラル剤をとったりしがちです。

体によかれとやっていることが、おなかのカビに関しては逆効果になりうるのです。

基本的に、日本は湿気が多く、住居にも食品にもカビがふえやすい環境にあります。その分、口や呼吸器からカビが入りやすいのに加え、右のような事情も加わり、日本にはおなかにカビがふえやすい条件がそろっています。そういうことを知っておいて、「おなかのカビがふえているのでは?」と疑われるときは、カビの増殖を促すものを控えるとか、カビを減らすのに役立つもの（第4章参照）をとるといった心がけが大切です。

私は「おなかのカビ」という観点ができて以来、それが疑われる患者さんにはカビの対処法を指導するようになりました。そうすると、以前なら治りにくかった患者さんにも効果が現れます。

日常の診療で、「おなかのカビ」という観点の大切さを痛感しているので、本書を通じてこのことを広くお知らせしたいと思ったしだいです。

★甘酒や塩麹などの発酵食品もカビの増殖を促すことがある
★おなかのカビ対策を指導すると、治りにくかった患者さんに効果が現れる

カビは細菌より人間の細胞に近い微生物

そもそもカビとはどういうものなのか、知っているようで知らないカビの基礎知識について、ここで簡単に述べておきましょう。

肉眼で見えないくらい小さな生物を微生物といい、真菌、細菌、原虫、ウイルスなどが含まれます。ただしウイルスは、生物の最小単位である細胞をもたず、細胞を乗っ取らないと生きていけないので、厳密には微生物に含めない場合もあります。

微生物のなかの「真菌」がカビの仲間です。単に「菌」、あるいは「菌類」ともいいます。「菌」というと、「細菌」を思い浮かべる人が多いでしょうが、もともとは細菌より早く発見された真菌（カビ）を指す言葉です。「バイ菌」という言葉も、細菌を指すと思われていますが、漢字で書くと「黴菌《ばいきん》」で、黴はカビのことです。

しかし、あとから発見された細菌も「菌」と呼ぶようになり、ややこしくなったので、カビの仲間は真菌と呼ばれるようになりました。

真菌は細菌よりはかなり大きく、細菌（1000分の1㎜程度）と人の細胞（100分の1㎜程度）の中間くらいの大きさです。構造も細菌より複雑で、人間の細胞に近くなっています。人体でつくられるものと同じ生化学物質を、つくり出すこともあります。

細菌と真菌の最も大きな違いは、細胞のなかに「核」があるかどうかです。核とは、遺伝子であるDNAの入れものです。

細菌は、DNAがむき出しになっている「原核生物」なのに対し、真菌はDNAが核という入れものに入っている「真核生物」です。

人間も真核生物で、その意味でも真菌のほうが人間の細胞に近いのです。

細菌と真菌とでは、細胞壁の材質も違います。人間の細胞には、細胞膜はありますが細胞壁はありません。細菌と真菌は、どちらも細胞壁を持っていますが、その材質は、細菌が主に「ペプチドグリカン」なのに対し、真菌は「βグルカン」「キチン」「マンナン」などです。

のちほど改めて述べますが、抗生物質の多くは、細菌の細胞壁を破壊することで効果を現します。そのため、細菌には効きますが真菌（カビ）には効かないのです。

★カビは真菌を指す。真菌は細菌より人間の細胞に近い
★抗生物質は細菌には効くが真菌（カビ）には効かない

ツタがはうように食い込みながら増殖する

真菌の仲間には、酵母、カビ、キノコが含まれます。

この3つは、一見、ひとくくりにするのが不思議なほど違うイメージですが、すべ

真菌・細菌、人間の細胞の比較

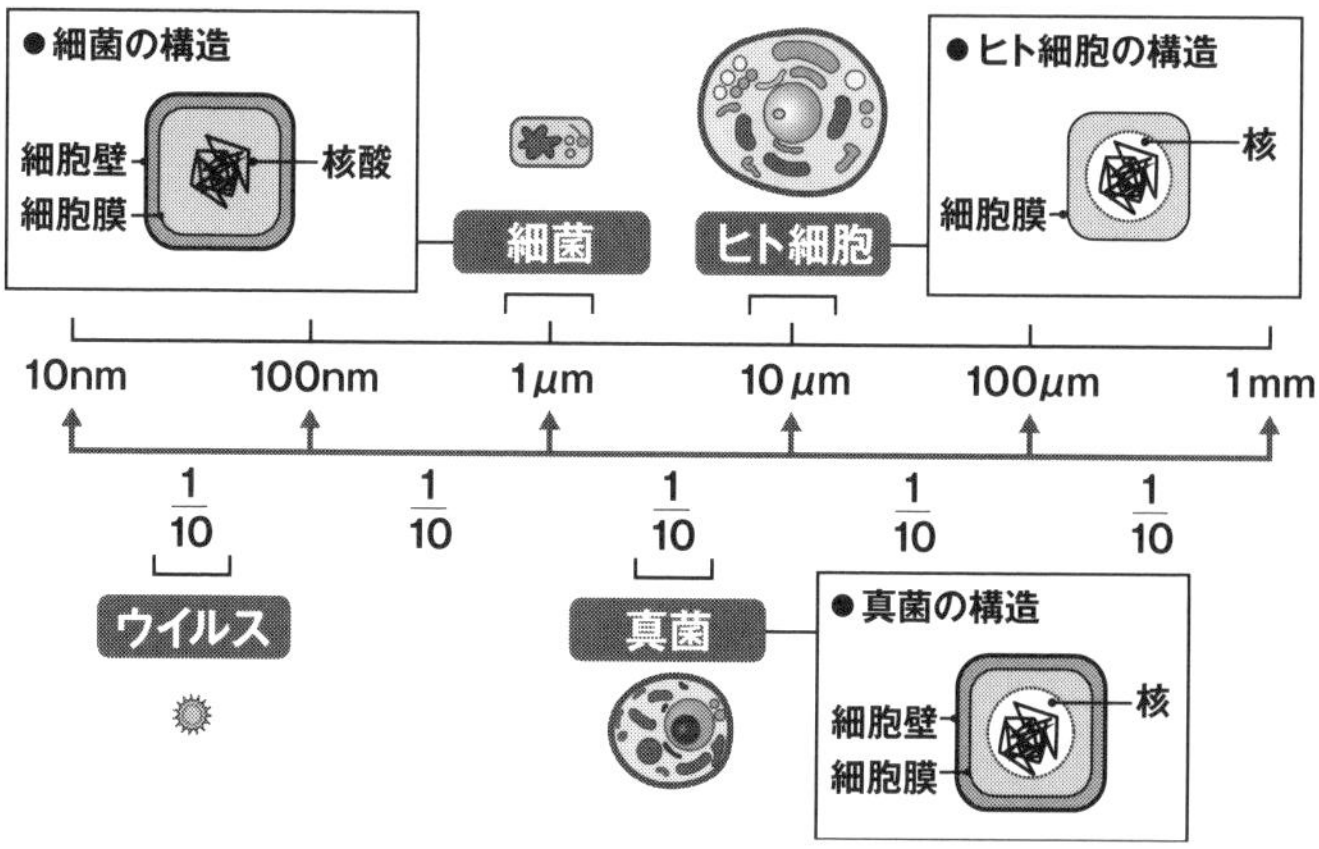

て前項で述べた特徴を持つ真菌の仲間です。

キノコとは、日ごろ、私たちが食べているシイタケやシメジといったあのキノコ類です。微生物の話のなかに、いきなりキノコが出てきたと思われるかもしれませんが、キノコは野菜の仲間ではなく、カビの仲間なのです。

真菌のうち、糸状の細胞である「菌糸」からなる体（菌糸体《きんしたい》）を持つものを糸状菌《しじょうきん》といいます。カビもキノコも糸状菌です。

カビがふえるときは、菌糸が地をはうように、枝分かれしながら伸びていきます。ちょうど、壁にツタがはうように、

カビの発育過程

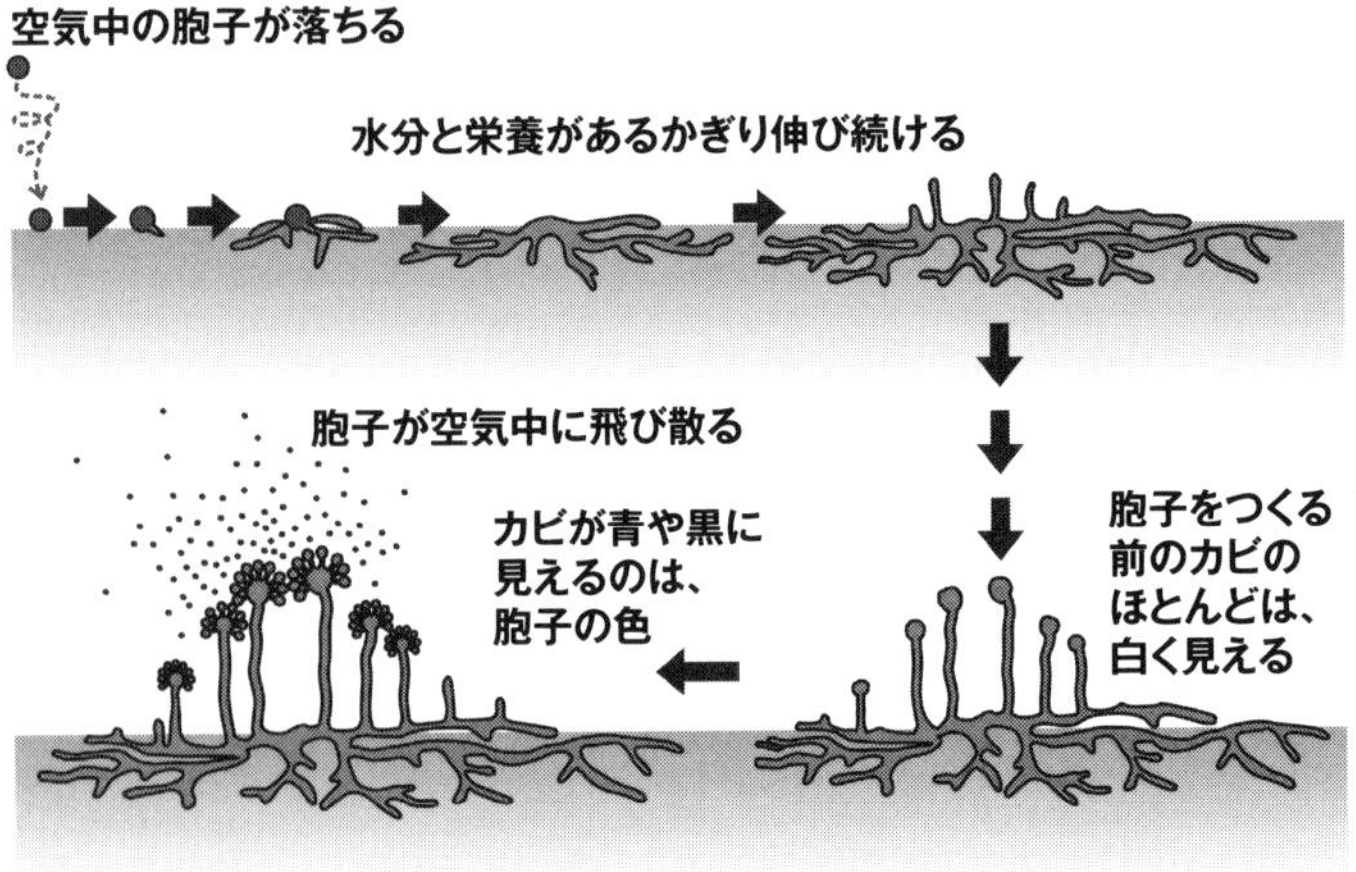
空気中の胞子が落ちる
水分と栄養があるかぎり伸び続ける
胞子をつくる
前のカビの
ほとんどは、
白く見える
カビが青や黒に
見えるのは、
胞子の色
胞子が空気中に飛び散る

増殖する場所に食い込みながら広がるのです。そこから柄のような部分が立ち上がって、先に胞子《ほうし》ができます。

植物でいうと種の役目をするのが胞子で、これが飛び散り、とりついた先で、また菌糸を伸ばして増殖していくのです。

基本的な構造やふえ方は、カビもキノコも同じですが、菌糸体が集まって、胞子をつくり出す大型の器官ができたものがキノコです。この大型の器官は「子実体《しじつたい》」といい、私たちはそれをキノコとして食べています。つまり、簡単にいうと、キノコはカビが巨大化したものなのです。

カビは、キノコほど巨大化しませんが、やはりたくさん集まると目に見えるようになります。食品に生えたカビなどは、目に見えるようになった時点で、多数の菌糸体や胞子の集合体になっています。

目に見えない微生物でありながら、キノコもカビも目に見える大きさになるのは、それだけ多く集まっているからです。

ここで重要なのは、カビがツタ状に食い込み、枝分かれしながらふえていくという点です。その食い込んだ部分から、栄養分を吸い取ります。キノコも同じで、一見植物に似ていても、植物のように光合成を行える葉緑素は持っていないので、菌糸で食い込んだ木から栄養素を吸い取って生きています。

★酵母、カビ、キノコは真菌の仲間
★カビはツタ状に増殖し、食い込んだ部分から栄養分を吸い取る

自分の出す酵素で強い分解力を発揮

一方、酵母は、菌糸体をつくらないタイプで、丸っこい形をした単細胞の真菌です。1つの酵母から芽が出るようにふくらみができて分裂したり、最初から真っ二つに分裂したりしてふえます。

基本的なふえ方は、このように糸状菌とは違いますが、やはりカビと同じ仲間なので、ときによって酵母から糸状菌に姿を変えるものや、両者の中間的なものもあります。

パン酵母、ビール酵母など、体に有用なイメージが強い酵母ですが、前述のとおり、体に害を及ぼすことがあるカンジダも酵母の仲間です。そしてカンジダは、ときによって糸状菌やそれに似た姿にも変わります。

さて、ここでは、酵母、カビ、キノコという「真菌トリオ」について述べるに当たり、カビという言葉を狭い意味（糸状菌のうちキノコ以外という意味）で使ってきましたが、広い意味では、真菌全体を「カビ」と称する場合もあります。

本書では、以下、酵母および、キノコ以外の糸状菌をまとめて「カビ」と呼ぶことにします。

先ほども少しふれたように、カビは、植物のように自分で栄養をつくる力を持たないため、発育には有機物（炭素を含む複雑な化合物）をはじめとする栄養分が必要になります。特に好むのが炭水化物ですが、たんぱく質でも繊維でも無機物でも栄養源にできます。

食品だけでなく、衣類や紙でも、金属でも壁でもペンキでも、条件さえそろえばカビが生えることからもおわかりでしょう。その条件とは、適度な湿度・温度・酸素で、高湿度で温暖な日本はカビにとって快適な環境です。カビは、増殖する際、自ら出した酵素でこれらを分解し、食い込む足場をつくるとともに、栄養源にします。その高い分解力があるからこそ、旺盛に増殖できるのです。

それを人間は有効利用し、カビの出す酵素でたんぱく質をアミノ酸に分解したり、脱水したり、デンプンをブドウ糖に分解したりしています。また、ビタミンをつくり出したり、ミネラルを吸収しやすくしたりするのです。こうして食品のうま味を出したり、味わいを変えたり、保存性を高めたりするのが発酵という技術です。

チーズやしょうゆ、みそ、日本酒、ワイン、パンなどをつくる過程でも、そのようにカビを使って発酵させているわけです。

ですから、カビにも有用なものや体にいいものがたくさんあります。特に、日本にはこうしたカビ文化が根づいており、昔からカビの力を借りて生活してきています。

しかし、体と環境の条件によっては、おなかにカビが増殖してしまい、体に悪いカビがふえたり、ふだんは無害なカビでも悪さをしはじめたりするのです。

★本書では、①酵母②キノコ以外の糸状菌をまとめて「カビ」と呼ぶ
★適度な湿度・温度・酸素の3条件がそろえば、紙にも金属にもカビははえる。その高い分解能力を利用するのが発酵だが、ときにより人間にも悪さをする

腸は体の免疫力の7~8割を受け持っている

ここで、おなかのカビが増殖する舞台となる、腸について説明しておきましょう。

腸は、受精卵から人体ができていくとき、最初につくられる臓器といわれています。それだけ重要で根源的な臓器なのです。

腸は、食べ物の消化、栄養素の吸収、便をつくるなど、広く知られる役割以外にも、多くの機能を持っています。なかでも今注目されているのが、免疫（体の防御機能）にかかわる機能です。

消化管は、口から始まって食道、胃、十二指腸、小腸（空腸・回腸）、大腸、肛門まで、外部からとった食物が通り、最後は不要物が外に排出される1本の管です。つまり、外から栄養をもらうために、体内の臓器でありながら、実質は外にさらされているのと同じ状況にあります。

そのため、異物や毒が、簡単に本当の意味の体内（血液中）に入ってこないように、高い免疫力を備えています。体の免疫の7～8割は受け持つといわれているほどです。

免疫力をつかさどっているリンパ球が、多数含まれる小さな器官をリンパ節といい、全身に点在しますが、その約8割は腸の周囲にあります。

ほかにも腸には、私達を守ってくれるバリア機能があります。それは、「物理的、化学的、微生物的」な3つのバリアです。

物理的なバリアは、単純に物質的なものによるブロックで、腸壁の粘膜細胞や、そこから分泌される粘液などが働いています。

腸壁の粘膜細胞は、しっかりお互いがくっつきあって防御機能を発揮しており、これを「タイトジャンクション」といいます。それによって、「ある程度以上の大きさのものは通さない」というふるい（フィルター）の役目をしているのです。

ただし、輸送のためのポンプなどがあり、特別に必要なものは、その粘膜を通すようにできています。

粘膜は化学的バリアでもあります。粘膜の出す粘液のなかには、異物や有害物を排除する抗体や、そこにとどめて腸壁に入らないようにするムチンなどが含まれています。

そして、第3の微生物的なバリアになっているのが「腸内細菌」です。

★腸は重要で根源的な臓器。免疫力の7〜8割を担う
★腸には「物理的、化学的、微生物的」という、3つのバリア機能がある

体のために大活躍している腸内細菌叢

腸内には、100種類以上の菌が100兆個もいます。腸内細菌は、腸壁の粘膜の表面にあるムチンというネバネバ物質の層で増殖しています。

その様子が草むらに似ているので「腸内細菌叢《ちょうないさいきんそう》」と呼ばれます（叢は草むらの意味）。あるいは、「腸内フローラ（お花畑）」と呼ばれることもあります。

腸内細菌叢は、指紋のように、人それぞれ菌の種類や分布が違います。その始まりは胎児期といわれており、さらに生まれたあとの環境で、どんどん構成が変わります。

腸には、人体に有益な菌（善玉菌・有益菌とも）も有害な菌（悪玉菌・有害菌とも）もいますが、両方含めて、健康なときはバランスがとれています。善玉菌としては、乳酸菌やビフィズス菌、アシドフィルス菌など。悪玉菌としては、ウエルシュ菌やある種のクロストディジュウム、有毒株の大腸菌などがあります。

ほかにもたくさんの種類の細菌がいますが、多くは日和見菌《ひよりみきん》（中間菌）といって、善玉菌にも悪玉菌にもなりうる菌です。バクテロイデス、無毒株の大腸菌、連鎖球菌

腸内細菌叢のバランスは日和見菌で変わる！

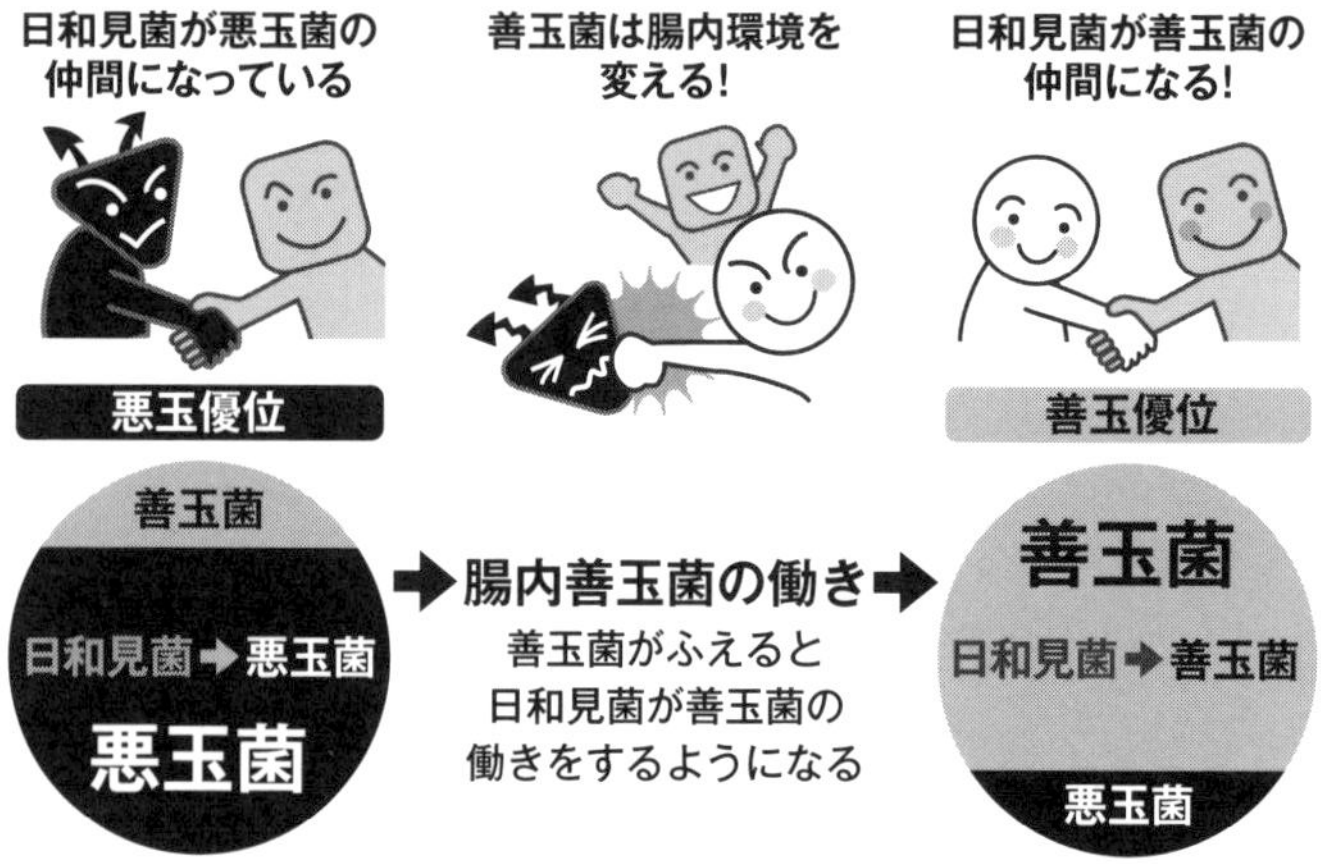
日和見菌が悪玉菌の
仲間になっている
悪玉優位
善玉菌は腸内環境を
変える！
日和見菌が善玉菌の
仲間になる！
善玉優位
善玉菌
日和見菌➡悪玉菌
悪玉菌
腸内善玉菌の働き
善玉菌がふえると
日和見菌が善玉菌の
働きをするようになる
善玉菌
日和見菌➡善玉菌
悪玉菌

などがこれに当たります。

日和見菌は、少しでも善玉菌がふえると、いい菌として働きます。逆に悪玉菌がふえると、それに近い働きをします。つまり腸内細菌叢では、善玉菌が数％ふえることで、結果的に数十％の変化が起こるのです。

善玉菌の勢力が強く、日和見菌がそれに従っているときは、腸と全身の健康が維持されやすくなります。

善玉菌は、悪玉菌の成長をおさえる抗菌物質を分泌したり、入ってくる微生物と競争して体内への侵入を防いだりする作用を持っています。

また、ビタミン（ビタミンB群やビ

タミンKなど）や酵素をつくったり、ミネラルを吸収しやすい形にしたりします。食物繊維を消化して、短鎖脂肪酸といわれる腸の上皮細胞の材料になる栄養素もつくってくれます。

ほかに、女性ホルモンやセロトニンという脳に影響するホルモンをつくるなど、腸内で大活躍しているのです。

「腸内で、カビが異常増殖している」とは、その分、こうした働きをしている善玉菌の割合や働きがおさえられていることを意味します。当然、さまざまな弊害が生じることになります。

★善玉菌がふえると、日和見菌がいい働きをして、腸内細菌叢が大きく好転する
★腸内でカビが異常に増殖しているときは、善玉菌の割合や働きがおさえられていて、さまざまな弊害が生じる

カビの異常増殖で腸の機能や免疫力が低下

腸内に常在する微生物はほとんどが細菌ですが、カビも1％程度存在しています。健康な成人でも、ほとんどの場合は腸内にカビが検出され、その多くはカンジダ類です。

カンジダにも多くの種類がありますが、私たちの体に症状を引き起こすことで有名なのが、「カンジダ・アルビカンス」です。

ちなみに、みそやしょうゆの醸造、ワインの醸造などに使われるカンジダ類もあり、カンジダのすべてが悪いわけではありません。

人の腸内には、カンジダ・アルビカンスのいることが多いのですが、健康なときは、それによって症状が起こることはありません。腸内細菌叢のなかに、約1％のカンジダが点在していますが、その活動は細菌によってバランスがとられているからです。

問題になるのは、このように腸にほんの少し存在して、細菌とのバランスがとれていたカビ（主にカンジダ類）が、なんらかの影響で異常に増殖した場合です。

その最も大きな要因が、抗生物質の乱用ですが、制酸剤などにより胃酸の分泌がおさえられ胃内のPHが高くなったり、ピルやステロイドといったホルモン剤を常用したり、感染症をくり返したりして、免疫が異常な状態になっていると、カビが異常に増殖しやすくなります。

カビが異常に増殖すると、ここまでみてきたような腸内細菌の働きが低下し、上皮細胞同士を結合させるタンパク質を減少させ、バリア機能を低下させ、免疫力が落ちることになります。すると、ますますカビが増殖しやすくなるという悪循環が生じます。

前述のとおり、カビは毒素を排出したり、腸壁に食い込んで増殖します。それにより、腸の炎症を起こして、ふるい（フィルター）機能を低下させます。その結果、異物や有害物が体に入りやすくなることによる弊害も生じます（詳しくは54ページ参照）。

カンジダのほかにも、コウジカビ属のアスペルギルスは、食べものに生じる一般的なカビですが、消化管内で増殖する能力があります。

また、抵抗力が落ちている人では、本来は無害な常在菌《じょうざいきん》（多くの人の体内に共通して存在し、ふだんは病気を起こさない微生物）で、パンの製造やお酒の醸造にも使われる酵母（Saccharomyces cerevisiae）でさえ、症状を悪化させる危険性があります。また、カンジダが活性化させた受容体（上皮成長因子受容体）にくっつくと、細胞内に取り込むスイッチが入り、体内への侵入もすすめてしまうなどの悪循環が起こります。

本書では腸のカビがテーマですが、皮膚や粘膜に感染する水虫や爪白癬《つめはくせん》、膣《ちつ》カンジダ症、アスペルギルスやクリプトコッカスによる肺炎など、カビによる病気は全身の各部に起こります。それらが、おなかのカビの異常な増殖と同時に起こることも少なくありません。

こうしたカビによる病気の治療には、抗生物質ではなく、抗真菌薬が必要です。ただし、抗真菌薬は、服用（皮膚では塗布など）したときは効果があっても、やめると再発しやすいので、併せて食事や生活を改善することが大切です。

なお、厳密にいえば、健康なときでもおなかのカビはいるのですが、本書では、以降、「おなかにカビがいる」という表現を「不調や病気の原因になりうる程度まで増殖している」という意味で用いることにします。

次章では、おなかのカビが体にもたらす弊害について、もう少し詳しく見ていきましょう。

★カビが異常に増殖すると免疫力が落ちて、ますますカビが増殖する悪循環が生じる
★すると、本来は無害な酵母でさえ、病気を起こす危険性がある

column
腸カビとガン

腸カビとさまざまなガンについての関連がわかってきています。もともとガンなどでの免疫異常がある場合はカビが活性化することによって悪化や様々な症状との関連が指摘されていました。また、局所の常在菌としてカビが存在すると、口腔ガンや外陰部ガンなどと関連することはわかっていました。さらに腸にカビが存在すると大腸

ガンをはじめ肝臓ガンや乳ガン、肺ガン、頭頸部ガンと関連することが指摘されています。

カビは種類にもよりますが、そのものがガン細胞を増殖させる因子を活性化させます。またとくにカビのなかでもカンジダは、この活性化された部位に結合し、体内への侵入をより起こしやすくします。腸内に存在していたものが、血管のなかや細胞へ入っていきやすくなるのです。腸のバリア機能に必要なE−カドヘリン、オクルジン、ディスモグレインなどを減少させ、バリア機能を低下させます。さらにマイコトキシン（カビがつくる毒素）は炎症を引き起こす物質をつくります。さらにムチンがへるなどの粘液の質の悪化、絨毛を壊したり、腸の上皮細胞へのダメージを起こしたり、腸内細菌叢を乱します。これらがカビが腸にいるとリーキーガットを起こしやすくなる原因で、体内に毒素やカビを侵入させます。そして、ガンを活性化させる因子をカビや毒素が刺激し、ガンをつくりやすくするのです。

最近とくにカンジダと肝細胞ガン、アルコール性肝炎、肺ガン、乳ガンなどの関連が注目されています。口腔ガンとの関連は以前から指摘されていましたが、局所だけの問題でもなさそうだとわかってきました。さらにマラセチア菌は膵臓ガンとの関連が指摘されています。

さらに、カビは水銀などの有害金属とくっつく特徴があります。そのためカビの中には有害金属が存在する可能性が高く、カビが死ぬときには細胞内にためていたメチル水銀などがそとに出てしまいます。ガンや免疫異常や認知症、自閉症症状などとの関連が指摘される理由の1つでもあります。

ただし、腸内環境叢の改善によりかなりコントロールできるという報告が多いので、しっかりと腸環境を整えましょう！

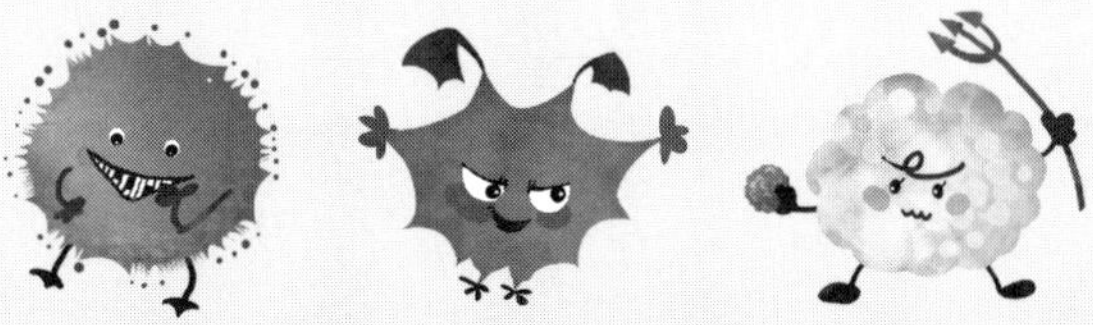

第2章

おなかのカビはなぜ怖い？

腸で炎症を起こし「漏れ出る腸」にしてしまう

おなかのカビの怖いところとして、大きく次の5つがあります。

①腸の炎症を引き起こす
②さまざまな有害物質を発生させる
③低血糖を引き起こす
④免疫（体の防御機能）のトラブルを起こす
⑤さまざまな悪循環を起こす

それぞれについて、説明しましょう。

まず、おなかのカビが増殖することで、腸の炎症が引き起こされます。
前章で述べたとおり、おなかのカビは、ツタが壁に張りつきながら伸びるように、腸壁に増殖しています。

糸状菌《しじょうきん》の場合は、まさしくツタ状に糸が伸びるようにふえていきますし、酵母の場合も、腸壁に着床してからふえていくのです。

どちらの場合も、自ら出した酵素で腸壁のたんぱく質を溶《と》かし、根をおろすように食い込んでからふえます。

このように、カビの出す酵素で腸壁が刺激されるため、腸の炎症が引き起こされることになります。

さらに、カビから分泌された酵素が、腸壁の粘膜にたくさん含まれた状態になるのも問題です。腸壁の粘液中には、腸粘膜を守るＩｇＡ抗体という免疫物質が含まれていますが、抗体もたんぱく質でできているため、カビの出す酵素で壊されてしまうからです。

また後述するマイコトキシンというカビ毒素が腸粘膜内のミトコンドリアのダメージを起こし、ムチンという粘液の産生を促す細胞を減らしたりすることなどで腸のバリア機能を低下させたり、炎症を引き起こします。

これらによって、腸粘膜の守りがさらに手薄になり、より炎症が起こりやすく、治まりにくくなってしまうのです。

腸に炎症が起こると、単なる局所の弊害にとどまらず、全身的な影響が出てきます。腸のふるい（フィルター）機能が低下して、異物や不要物を通してしまうようになるからです。

腸壁の粘膜には、絨毛《じゅうもう》といわれる毛のような突起物が密に生えています。できるだけ多くの栄養素が吸収できるように、表面積を広くするためです。

その絨毛に敷きつめられた細胞は、お互いにしっかり結合し、一定以上の大きさのものは通さない、ふるい構造になっています。

これが、前章でもふれた、腸の「タイトジャンクション」という防御機能です。カビによって腸壁の粘膜が破壊されると、このタイトジャンクションが緩んで、じゅうぶんに働かなくなります。

すると、未消化物や異物が血中に入り、アレルギー反応などを起こしやすくなるのです。

これを「リーキーガット症候群《しょうこうぐん》」と呼びます。リーキーは「漏れる」、ガットは「腸」という意味です。腸壁で、未消化物などがしっかりふるい分けられずに「漏れ出る」ことからついた名称です。

リーキーガット症候群とは？

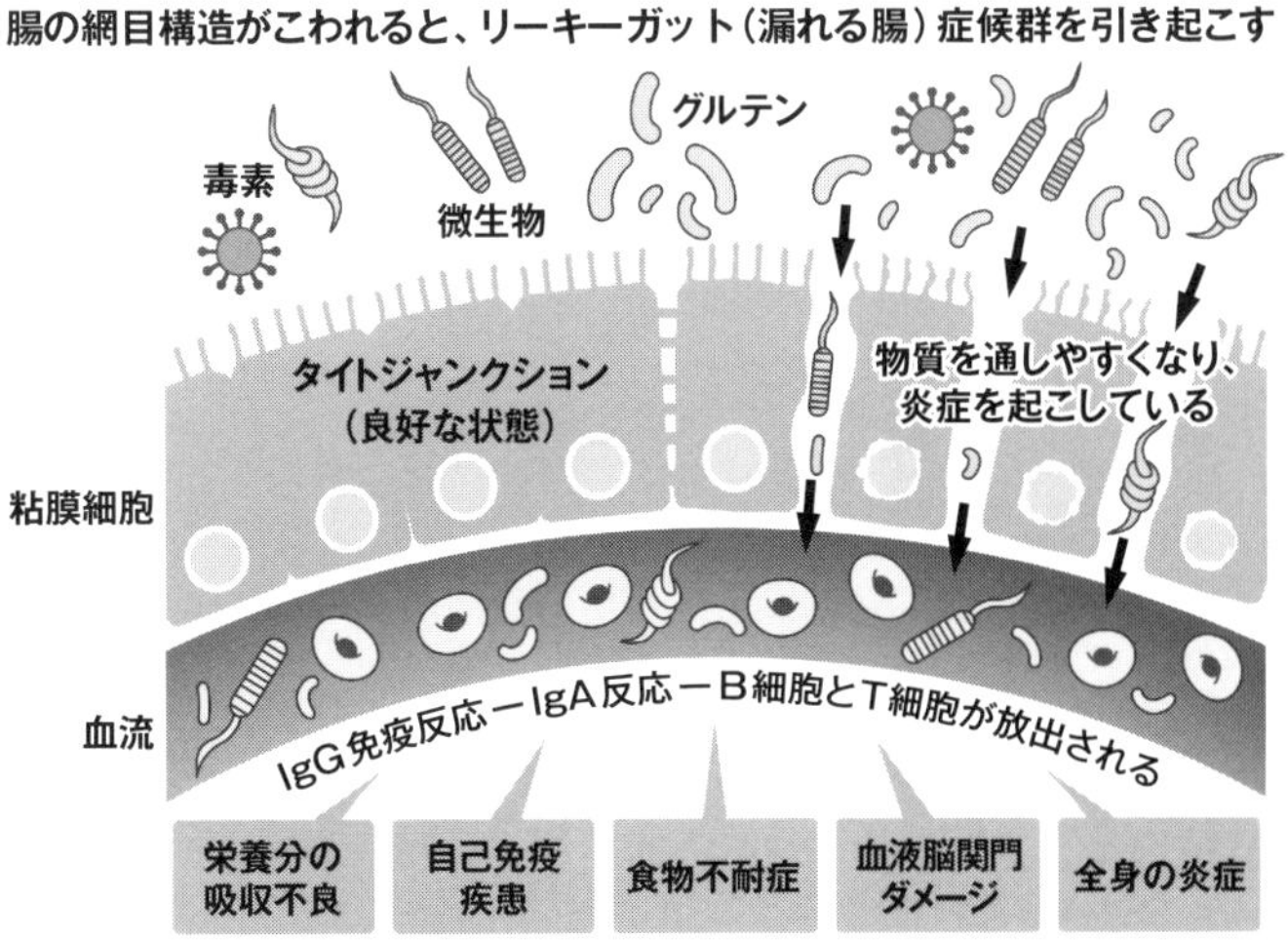

腸の網目構造がこわれると、リーキーガット（漏れる腸）症候群を引き起こす

こうした物理的な「漏れ」に加えて、ＩｇＡ抗体などの免疫物質の働きが低下し、腸内細菌叢《そう》の働きも悪くなるため、病原体や毒物も血中に入りやすくなります。

つまり、おなかのカビは、何重もの意味で「腸の守り」を弱くしてしまうのです。

加えて、自然界では消化できない遺伝子組み換え（ＧＭＯ《ジーエムオー》）食品や添加物、電子レンジで変性した食品、トランス脂肪酸、消化されにくいたんぱく質を含むパンや牛乳などが大量に腸に入ってくると、さらに事態は悪化します。

これらの未消化物によっても腸の炎症が促されるうえ、未消化物自体が緩んだ腸壁から吸収されやすくなって、全身に害を及ぼすからです。

おなかのカビをコントロールすると同時に、こうした不自然な食品をへらすことも大切です。

★おなかのカビは「腸の守り」を弱くして、リーキーガット症候群を招く
★免疫物質の働きが低下し、腸内細菌叢の働きも悪くなり、病原体や毒物が血中に入りやすくなる

カビは多くの有害物質をつくる

次に、カビがつくるさまざまな有害物質についてお話ししましょう。

もともと、カビには多くの生化学物質をつくるという性質があります。そのことが、発酵食品の製造や、カビから薬剤をつくり出すことなどに活用されています。

しかし、おなかのカビがつくり出す生化学物質には、体にとって有害な物質や、多量になると弊害をもたらす物質が少なくありません。

主なものを挙げてみましょう。

●アルコール

カビ類には糖分を発酵させ、アルコールに変える力があります。これを利用したのが、お酒やワインなどの醸造です。お酒造りに役立つという点では有用な力ですが、これが腸で起こると困ったことになります。

おなかに多くのカビがいる人は、糖質をとると、腸内で発酵してアルコールが生成されることがあるのです。

すると、お酒に酔ったときのことを想像していただくとわかると思いますが、フラフラする（めまい）、頭がガンガンする（頭痛）、吐き気、下痢、ゲップ、泣き上戸や笑い上戸のような感情の起伏の変化などが起こりやすくなります。

感情の起伏の変化がひどくなると、イライラ、抑うつ、そううつ、自閉症や統合失調症に見られる空笑いなどを招くこともあります。さらに、ろれつが回らない、記憶障害、わけがわからなくなって暴れる、といった酩酊《めいてい》状態に似た症状も起こります。

実際、腸内にカビの異常な増殖がある人のアルコールの血中濃度を測定したところ、ブドウ糖を与えた1時間後に増加したという報告があります。この研究では、糖質を制限すると、約半数の人からアルコールが消えています。さらに、抗真菌薬を投与すると、8割の人からアルコールが検出されなくなったと報告されています。

そのほか、お酒をよく飲む人は、歯科治療の際に麻酔が効きにくいとされていますお酒を飲まなくても、カビの異常増殖を来《きた》している人は、麻酔が効きにくくなっている場合があります。

●アラビノース

カビには多くの種類がありますが、おなかで増殖したとき、特に多くの問題を起こしやすいのがカンジダ（カンジダ・アルビカンス）というカビです。

このカビは、アラビノースと呼ばれる糖の一種を盛んにつくります。アラビノースは糖の一種なので、実際に甘い味がします。

そのため、砂糖に代わる甘味料としても市販され、利用されています。血糖値を上げないことから、ヘルシーな甘味料とうたわれることもありますが、実は体に有害な作用を持っています。

特に、おなかのカビからこれらがつくられるのは、体にとって危険な状況です。アラビノースは、「アルデヒド基」という基本的な構造を持っています。これが、たんぱく質を構成するアミノ酸の1つであるリジンと反応すると、「アラビノース・リジン分子」というものができます。

この分子は、別のアミノ酸であるアルギニンと、橋をつくってつながる現象（架橋）を起こし、それによって「ペプシジン」という化合物ができます。

ペプシジンは、さらに違うアミノ酸と架橋して、構造を変えたり、機能を変えたりしてしまうのです。

たんぱく質の構造や機能が変わるということは、体にとって恐ろしいことです。

生体内では、多くの指令やサイン、反応の調節が、たんぱく質でできた酵素やホルモンによって行われます。

そのたんぱく質の構造が変わりやすくなると、体のさまざまな機能にトラブルが起こることになります。

使い終わって分解されるべきたんぱく質が分解されにくくなって蓄積し、神経の変性を起こしたり、酵素の活性が低下して、代謝やさまざまな回路に滞《とどこお》りが生じたりします。

変性したたんぱく質がふえると、自己免疫疾患《しっかん》（免疫のしくみで自分の体を攻撃してしまう病気）や炎症も引き起こされやすくなります。

特に、リジンの基本構造部分は、多くの酵素のカギ穴として働いており、カギであるビタミン類を、酵素にくっつける役目をしています（酵素は、カギ役をするビタミンと結合することで作用を活性化させます）。それが働けなくなることによっても、酵素の働きが低下してしまうのです。

また、アラビノースは、アルデヒド基と結びつくことで、別の有害物質であるシュウ酸もつくり出します。

●シュウ酸

シュウ酸は、ホウレンソウなどに多く含まれ、腎臓の結石の成分としても知られているので、ご存じのかたも多いかもしれません。

ふえすぎて結晶化すると「シュウ酸結晶」というものができます。これが腎臓内でできると腎臓結石になりますが、腎臓に限らず、全身の関節や血液内でも結晶化することがあります。

シュウ酸結晶は、マキビシのように先がとがっていて、関節や血管内でできると局所の痛み（腹痛、頭痛、関節痛など）を起こします。

また、ビタミンB_6やカルシウム・マグネシウム・亜鉛などのミネラルとくっついてしまうため、シュウ酸の増加はミネラル不足を招く原因にもなります。

●酒石酸

おなかのカビが多いと、酒石酸《しゅせきさん》（Tartaric acid）という物質も多くつくり出されます。これは、ワインをつくる過程でできる副産物で、食品添加物として、酸味料やベーキングパウダーなどとして使われることがあります。

安全性が高いともいわれますが、とりすぎると弊害のあることが指摘されています。とりすぎの害として知られているのは、強い嘔吐《おうと》、下痢《げり》、腹痛、口の渇きといった消化器系の症状や、それに続く筋肉の障害や腎機能障害などです。

酒石酸がふえるとエネルギー産生に支障が出る

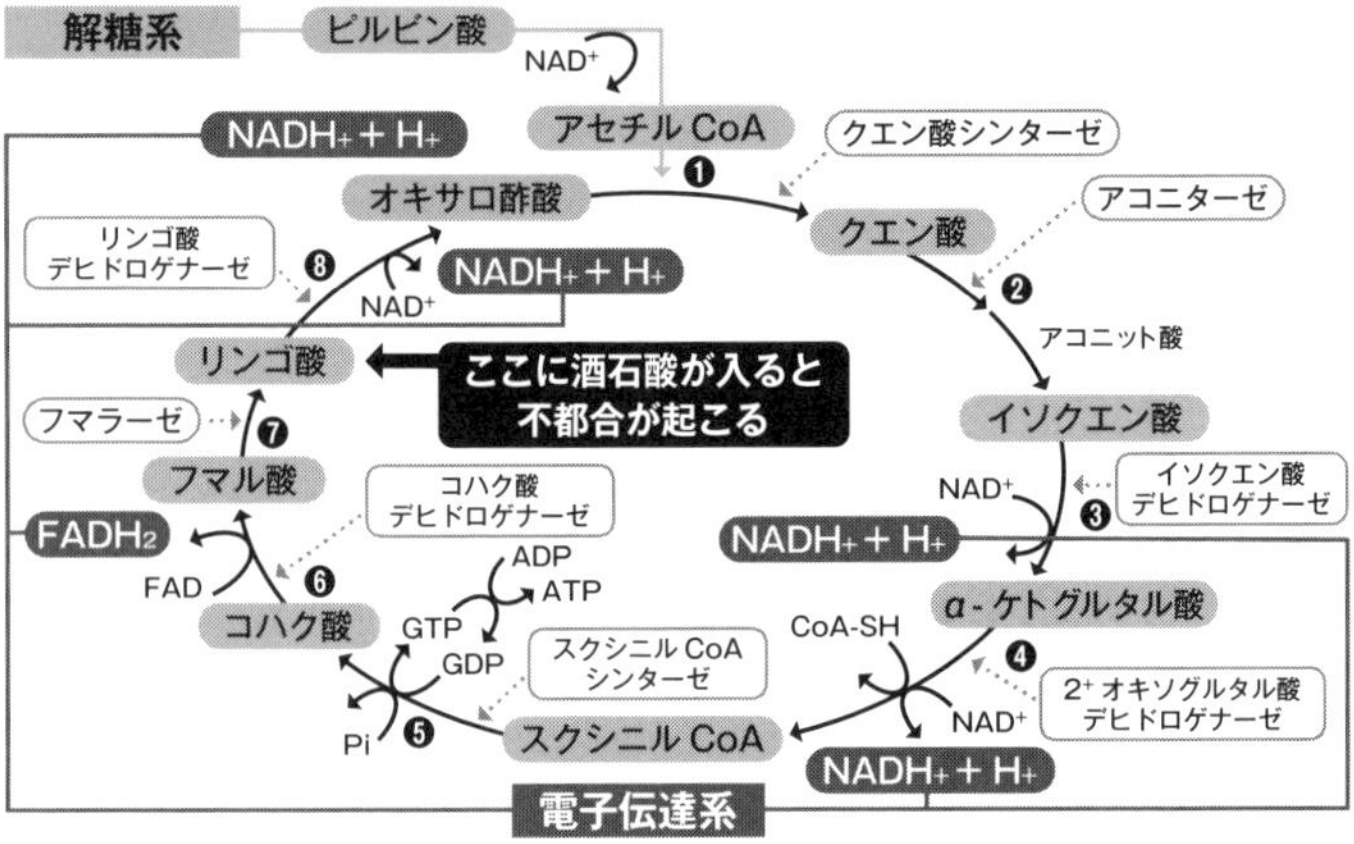

エネルギーを生み出すためのクレブス回路（クエン酸回路）という大切な反応系では、有機酸の1つであるリンゴ酸が重要な役目をしています。酒石酸は、このリンゴ酸によく似た構造を持っています。

体内に酒石酸が多量にあると、体は酒石酸をリンゴ酸と勘違いしてクレブス回路に入れてしまいます。そうなると、リンゴ酸をつくり出す酵素の働きが抑制され、リンゴ酸がつくられなくなります。

酒石酸は、構造はリンゴ酸に似ていますが、リンゴ酸の代わりには働いてくれません。ですから、そうなるとクレブス回路は機能しなくなります。

その結果、エネルギーが産生されなくなり、「疲れやすい、頭が働かない、筋肉が動かせない」といった症状が起こってしまうのです。

●グリオトキシン

おなかのカビが多い人からは、グリオトキシンという物質も検出されやすくなります。

これは、免疫系に対して毒性を持つ物質です。感染症から体を守るために欠かせないTリンパ球やマクロファージといった免疫細胞のDNA（遺伝子）を切り刻むので、多くのグリオトキシンが体内にあると、免疫力が下がってしまいます。

グリオトキシンは、一部のたんぱく質が持っているスルフィリド基（硫黄基）という基本構造が働かないようにするという作用を持っています。

体内では、動脈硬化やガン、老化などを進める有害な活性酸素を消す作用（抗酸化作用）を持つたんぱく質が働いています。その多くはスルフィリド基を持つたんぱく質なので、体内にグリオトキシンがふえると、抗酸化作用を示すたんぱく質の活性が低下します。

すると、活性酸素の発生と増加が促され、動脈硬化やガン、老化促進のリスクが高まってしまいます。

ほかにも、おなかのカビが増殖することで、免疫を抑制する「マンナン」、有害物質として有名で、ビタミンB_6の働きを失わせる「アセトアルデヒド」、多くの種類のカビから発生する「マイコトキシン」などの有害物質もつくり出されます。

特にマイコトキシンの一種であるトリカバル酸は、マグネシウム、亜鉛、カルシウムといった、体にとって非常に大切なミネラルとくっつくため、シュウ酸と並んでミネラル不足を引き起こしやすい物質です。

マイコトキシンは、カビによって体内でできるほか、食べもの自体に含まれたり、環境のなかに存在したりする毒物です（詳しくは97、104、114ページ参照）。

★カビの多くは有害物質をつくり、体内のたんぱく質の構造や機能が変わってしまう
★エネルギー産生が低下したり、老化が促進されたりする

低血糖を起こし異常な「甘いもの好き」になる

おなかにカビがいると、低血糖が引き起こされます。

低血糖とは、血糖値が正常の範囲を超えて低くなること（60㎎／dℓ以下）、または、急激に血糖値が下がることです。さまざまな症状を起こし、ひどい場合は生命が危険にさらされます。

おなかのカビは、どのようにして低血糖を起こすのでしょうか。

多くの物質をえさとして消費するカビですが、特にエネルギー源として欠かせないのが糖質（炭水化物）です。そのため、おなかにカビが増殖している人は、摂取した糖質をカビに横取りされることになり、異常な低血糖を起こしやすいのです。

さらに、酒石酸の項で書いたとおり、おなかにカビがいると、エネルギーをつくるための重要な有機酸であるリンゴ酸の生成が阻害されます。

実は、血糖値が下がったとき、リンゴ酸などの有機酸は、糖に転換してエネルギー源として使えます。しかし、おなかにカビがいると、それも供給されず、さらに血糖値が下がる恐れがあるのです。

低血糖になると、以下のような症状が現れます。

●消化器の症状…空腹、慢性消化不良、吐き気、消化器障害

●心臓や呼吸器の症状…動悸、頻脈（脈が速くなる）、息が切れる、息がつまる

●精神神経症状…神経過敏、キレやすい、抑うつ、絶えず悩む、わけのわからない不安、不機嫌、精神的混乱、反社会的、決断できない、集中力の欠如、夜の恐怖、夜驚《やきょう》（夜中に突然目覚めて泣き叫ぶ）、自殺思考

●皮膚や筋肉の症状…皮膚がかゆい、皮膚に何かがはうような感覚、皮膚がチクチクあるいはヒリヒリする感覚、筋肉痛、感覚マヒ、筋肉のつり、動きがギクシャクする、不随意運動（動かそうと意識しないのに起こる動き）、けいれん

●その他…手足が冷たい、疲れやすい、忘れっぽい、フラフラする、めまい、震《ふる》え、冷や汗、眠気、不眠、頭痛、目のかすみ、よろめき、ため息とあくび、砂糖やカフェインなどの刺激物の渇望（甘いものが欲しくてたまらない）、意識消失

急激な重い低血糖で危険な状態になったときは、ひとまず少量の砂糖などをとって

反応性の低血糖とは

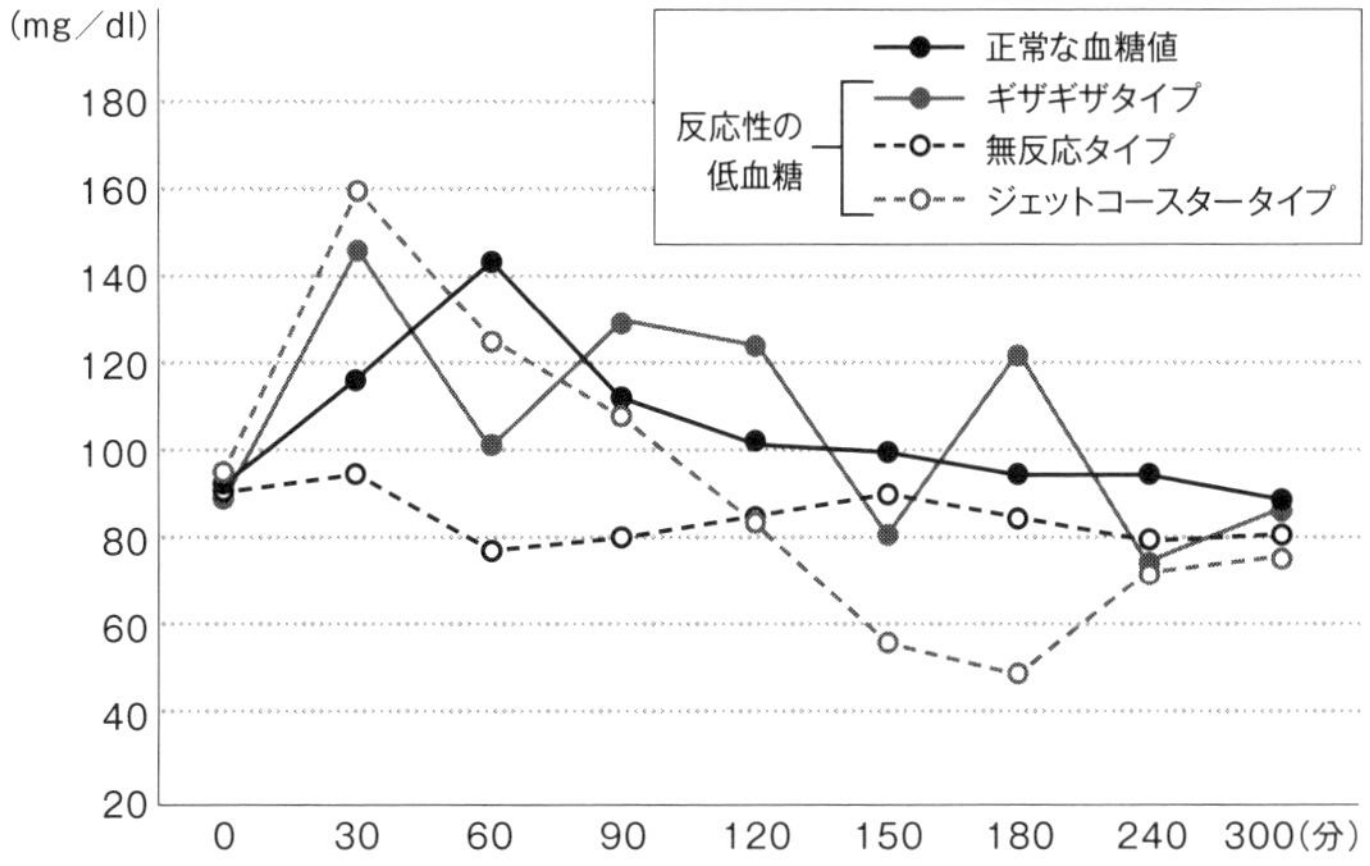

対処する必要があります。

しかし、おなかにカビがいる人の低血糖は、多くは慢性的なものですので、以下、それについてお話しします。

おなかにカビがいる人は、低血糖によって、甘いものを欲するようになります。おなかのカビが糖質を求めているため、いわば脳を乗っ取られたようになって、甘いものへの強い欲求が起こるのです。

「自分はすごく甘いものが好き」と思っていて、どうしてもやめられない人は、実はおなかのカビがそうさせている可能性が高いといえます。そういう人は、買い物に行くと、ほとんど無意識に、甘いものやパンなどを、ポイポイとかごに放り込むことが多いものです。

そして、甘いものを大量にとるので、今度はそれによって反応性の低血糖を起こす人もいます。反応性の低血糖とは、糖尿病の素因のある人が、糖質を多量にとるなどして血糖値が上がると、それを下げるためにインスリンが急に多量に分泌され、それによって血糖値が下がりすぎるものです。

血糖値が急降下・急上昇すると、体では何とかバランスを保とうとするため、自律《じりつ》神経《しんけい》（意思とは無関係に体の機能を調節している神経）の乱れも生じます。

また、インスリンがたくさん出ることによって、脂肪細胞が大きくなります。インスリンは糖を細胞に取り込ませるホルモンですが、過剰な糖を脂肪に変えて、脂肪細胞にためる働きもあるからです。その結果、太りやすくなることもあります。

カビによる低血糖は、インスリンの上昇を伴わず、血糖値がいったん上昇しない、無反応の低血糖を示すこともあります。

異常に甘いもの好きで、低血糖の症状にも心当たりがある場合は、おなかのカビの害を疑って、早めに対策を講じましょう。

★摂取した糖質をカビに横取りされたため、異常な低血糖を起こしやすい
★脳を乗っ取られたようになって、甘いものへの強い欲求が起こる

免疫トラブルを起こし自分の組織を攻撃してしまう

さきほど出てきたリーキーガット症候群は自己免疫疾患のリスクを上げますが、さらに、おなかのカビのなかでも、カンジダ感染のある人は、体内にカンジダに対する抗体ができてしまうことがあります。

抗体は、免疫細胞によってつくられ、異物や病原体を攻撃する武器の役目をするものです。ところが、カンジダに対してつくられた抗体は、困ったことに、自分自身の脳や腎臓、膵臓《すいぞう》、胸腺《きょうせん》、肝臓などの組織に対しても反応することがあるのです。

例えば、膵臓の組織がこの抗体によって攻撃されると、膵臓の萎縮が起こります。血糖値を下げるホルモンのインスリンはランゲルハンス島という内分泌腺から分泌されていますが、実は、血糖値を上げるグルカゴンというホルモンも、ランゲルハンス

島から分泌されています。

膵臓が萎縮すると、グルカゴンの分泌が低下するため、さらなる低血糖を招いてしまいます。

脳の組織が攻撃されれば、脳細胞の変性や炎症が引き起こされ、精神神経症状の悪化を招く可能性があります。

さらに、注意が必要なことがあります。

カンジダに対する抗体ができた人は、パンなどに含まれる小麦のたんぱく質（グルテン）にも反応します。逆もしかりで、小麦に対して抗体を持つ人は、カビに対しても反応してしまいます。

その理由は、グリアジン（グルテンの一種）という小麦のたんぱく質の構造と、カンジダの増殖に関するたんぱく質の構造に、一部、似ている部分があるからです。そのため、抗体が誤って反応してしまうのです。

小麦に過敏性のある人は、カビに注意しなければなりませんし、カビに抗体を持つ人は、特に小麦製品に対して注意しなければいけません。

小麦製品、特にパンなどは、酵母を使用していることが多く、砂糖も加えられています。また、小麦自体が精白されていれば、糖質の占める割合が非常に高く、ほかの栄養素がほとんど含まれない「単純糖質」となります。

ですから、パンをはじめとする小麦製品は、二重三重にカビをふやすうえ、カビといっしょになって免疫のトラブルを引き起こすのです。

おなかにカビがいる人は、パンやケーキ、ピザ、クッキーが好きで、異常に食べたがる人も多くみられます。おなかのカビにとって都合がいい食品であるために、「体がそれらを欲するようにさせられている」ともいえます。

そして、カビと小麦製品は、ともに体の組織に悪さをするのです。おなかのカビコントロールに取り組むときには、同時に小麦製品を控えることが大切です。

★カンジダ感染があると抗体ができて自分の体が攻撃されてしまう
★パンなどの小麦製品はカビをふやし免疫のトラブルを招く

おなかのカビがさまざまな悪循環を引き起こす

おなかのカビは、さまざまな面で悪循環を引き起こします。

前章で述べたとおり、腸の状態は免疫系に大きく影響を与えます。腸の炎症や腸内細菌叢の乱れがあると、免疫のしくみが異常になったり、弱くなったりするのです。カビは、腸の炎症を起こして、免疫機能を低下させます。同時に、多くのカビがつくり出す毒も免疫力を下げます。

免疫力が低下すると、感染症などを起こしやすくなり、抗生物質を使う機会が多くなります。すると、抗生物質によって腸内細菌叢がダメージを受け、よりいっそうカビが増殖するという悪循環に陥るのです。

一方、先ほど説明したように、おなかのカビがふえることで、低血糖が引き起こされ、甘いものが欲しくなります。甘いものはカビのえさになってしまうので、またカビがふえるという悪循環に陥ります。

おなかのカビによる不調が長引くことで、食事をつくることが難しくなったり、しっかり食べられなくなったりすることも問題です。結果として、加工食品や外食に

おなかのカビが引き起こす悪循環

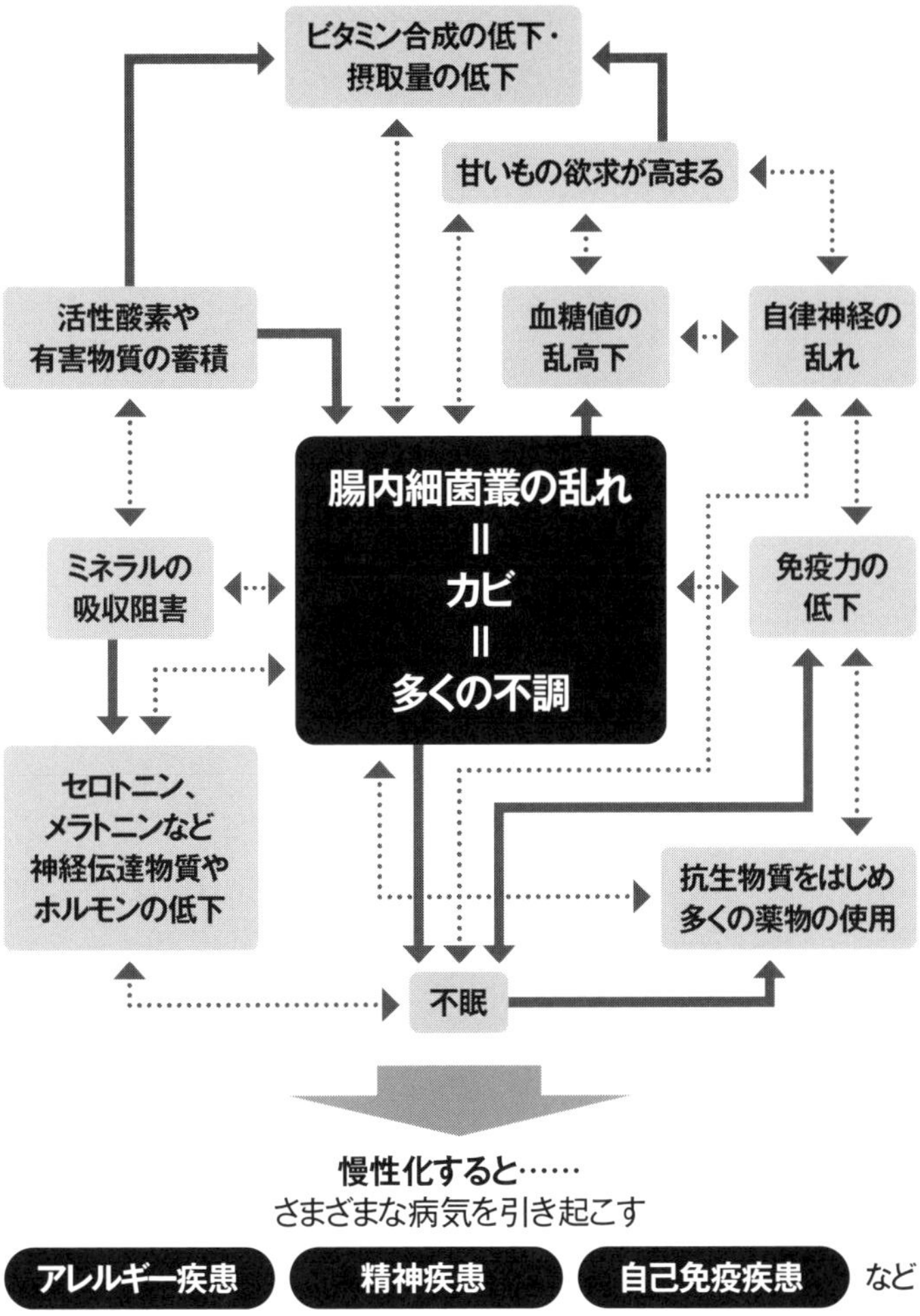

頼ることになり、そのことが、さらにおなかのカビをふやす要因になるとともに、免疫力を低下させます。

腸でつくられる神経伝達物質のセロトニンは、生体リズムをつくり、気分を整え、睡眠を司るなど、多彩な働きをしています。また、セロトニンが材料となってできるメラトニンは、睡眠ホルモンとして、眠りに導く作用をします。

ですから、おなかのカビが腸の機能を低下させると、不眠などの睡眠トラブルを起こしやすくなります。睡眠不足になれば、その影響から免疫力を下げることになり、ここでも悪循環が生じます。

おなかのカビによる不調が長期にわたると、自己免疫疾患や生殖器疾患、慢性疾患を合併してしまうことがあります。すると、病気によっては、病院でステロイドをはじめとするホルモン薬を投与されるでしょう。ステロイドホルモン（副腎皮質ホルモン）薬や女性ホルモン薬などは、いずれもカビをふやす要因なので、それによってもカビがふえることになります。

ほかにも、75ページの図に示したような悪循環が生じます。このように、おなかのカビがあると、追いかけっこのようにきりのない悪循環に陥ることになるのです。

★感染症を起こしやすくなる、睡眠トラブルを招く、自己免疫疾患や生殖器疾患、慢性疾患を合併しやすくなるなどの悪循環が生じる
★抗生物質だけでなく、ステロイドホルモンや女性ホルモンなどもカビをふやす

病院では「異常なし」といわれることが多い

実際に、あなたのおなかのなかでカビが増殖しているかどうかは、21、23ページのリストでチェックしてみてください。

しかし、このチェックリストでおなかのカビの増殖が疑われる場合でも、病院で検査をしてもらっても、異常が出ないことがほとんどです。

なぜかというと、これは血管内に入り込んでいる感染症ではなく、腸管内でのカビの異常増殖だからです。

おなかのカビは、腸のなかにたくさん存在することで、多くの物質を分泌したり、局所の炎症を引き起こしたり（そのため、全身の炎症反応ではキャッチしにくい）、栄養吸収障害による栄養低下をもたらしたりしています。

カビはあくまでも、腸内にいながらこうした悪さをしているので、血液検査で病原体を培養したり、抗体価（感染症の指標になる抗体のレベル）を測ったりしても、なかなか陽性にはならず、「原因がわからない」とされてしまうのです。

そのため、原因がわからないままに、鎮痛薬や抗精神薬などの薬を多用することになり、それによって、さらに免疫力が下がったり、胃腸障害が出てきたり、精神症状が悪化したりすることになるのです。

病院で「異常なし」といわれても、症状や状況からおなかのカビの増殖が疑われる場合は、漫然と薬を続けるのはやめて、本書の第4章で紹介する「カビコントロール」に取り組んでみましょう。

なお、おなかのカビの増殖によって、起こりうる症状や関連性が疑われる病気としては、以下のようなものがあります。

化学物質過敏症

化学物質にさらされると、目の痛み、鼻づまり、かゆみやイライラ、頭痛、めまい、筋肉痛や関節痛、精神神経症状などが出現する

自閉症や統合失調症の症状

自傷行為、空笑、癇癪《かんしゃく》、てんかん、つま先立ち歩き、手をひらひらさせるようなしぐさなど

消化器症状

下痢、便秘など

女性の疾患

月経前症候群（生理前の胸の張り、頭痛、便秘、イライラ、腰痛）、生理不順、皮膚トラブル、顔の湿疹、倦怠感、イライラ、不妊、抑うつ、頭痛、性交痛、膣炎《ちつえん》など

男性の疾患

勃起障害、前立腺炎、いんきんたむしなど

自己免疫疾患

クローン病、全身性エリテマトーデス、関節リウマチ、多発性硬化症など

低血糖症（67ページ参照）

精神疾患

パニック症候群、うつ病、統合失調症など

アレルギー疾患

アトピー性皮膚炎、ぜんそく、食物アレルギー、花粉症など

栄養吸収障害

乾癬など皮膚や髪のトラブル、成長障害、再生能の低下など

電磁波過敏症

人混みや高層階、駅や電子機器類が多いところで頭痛、めまいやしびれ、体調不良が起こる。電子機器類を見たり触っても不調が起こるなど

これらの症状・病気に悩まされていて、巻頭のチェックリストに少しでもひっかかる場合は、おなかのカビが発症や悪化にかかわっていることを疑い、できることから「カビコントロール」を実践してください。

★血液検査では原因不明とされることが多い
★カビの増殖で起こりうる症状があり、21、23ページのチェックリストに該当するものがあれば、カビコントロールを実践せよ

column
おなかのカビは大事なミネラルの不足を引き起こす

おなかにカビが増殖していると、ミネラル不足に陥りやすくなります。

ミネラルには、鉄、銅、亜鉛、マグネシウムなど、多くの重要なものがあります。

ミネラル全体の働きとして共通しているのは、体内で働くさまざまな酵素を活性化させる「補因子《ほいんし》」であるということです。

酵素には、ある物質を分解・排泄したり、違う形に変えたり、ふやしたりするための代謝酵素や、食べ物を消化し、分解するための消化酵素があります。

しかし、これらの機能は、たんぱく質でできた酵素だけでは発揮できません。ミネ

ラルやビタミンの助けを得て活性化しないと働けないのです。

酵素は、ビタミンとカギのように結合してはじめて、機能を発揮できます。ミネラルは、酵素のたんぱく質の一部を構成しています。これが補因子と呼ばれる役目で、特にミネラルには重要な酵素を助ける役目を持つものが多数あります。

例えば、マグネシウムや亜鉛は数百種類の酵素の補因子です。

補因子としてのマグネシウムは、糖や脂肪の代謝、たんぱく質の合成、コレステロールの合成、遺伝子であるDNA《ディーエヌエー》やRNA《アールエヌエー》合成などに必要です。また、エネルギーの産生や蓄積にもかかわります。

これらを通じて、筋肉繊維の収縮や細胞の再生、細胞間どうしの物質のやりとりなどにかかわります。そのため、マグネシウムが不足すると、腸の動きが低下して便秘になったり、傷の治りが悪くなったりします。

亜鉛も多くの酵素の補因子で、幅広い細胞代謝にかかわります。免疫や、たんぱく質の合成、傷の修復、DNAの合成、細胞分裂などに深く関係します。そのため、亜鉛が不足すると、特に増殖スピードの速い細胞にダメージが出ます。

亜鉛が不足すると味覚障害が出ることはよく知られていますが、ほかにも多くの障

補因子としてのビタミンとミネラル

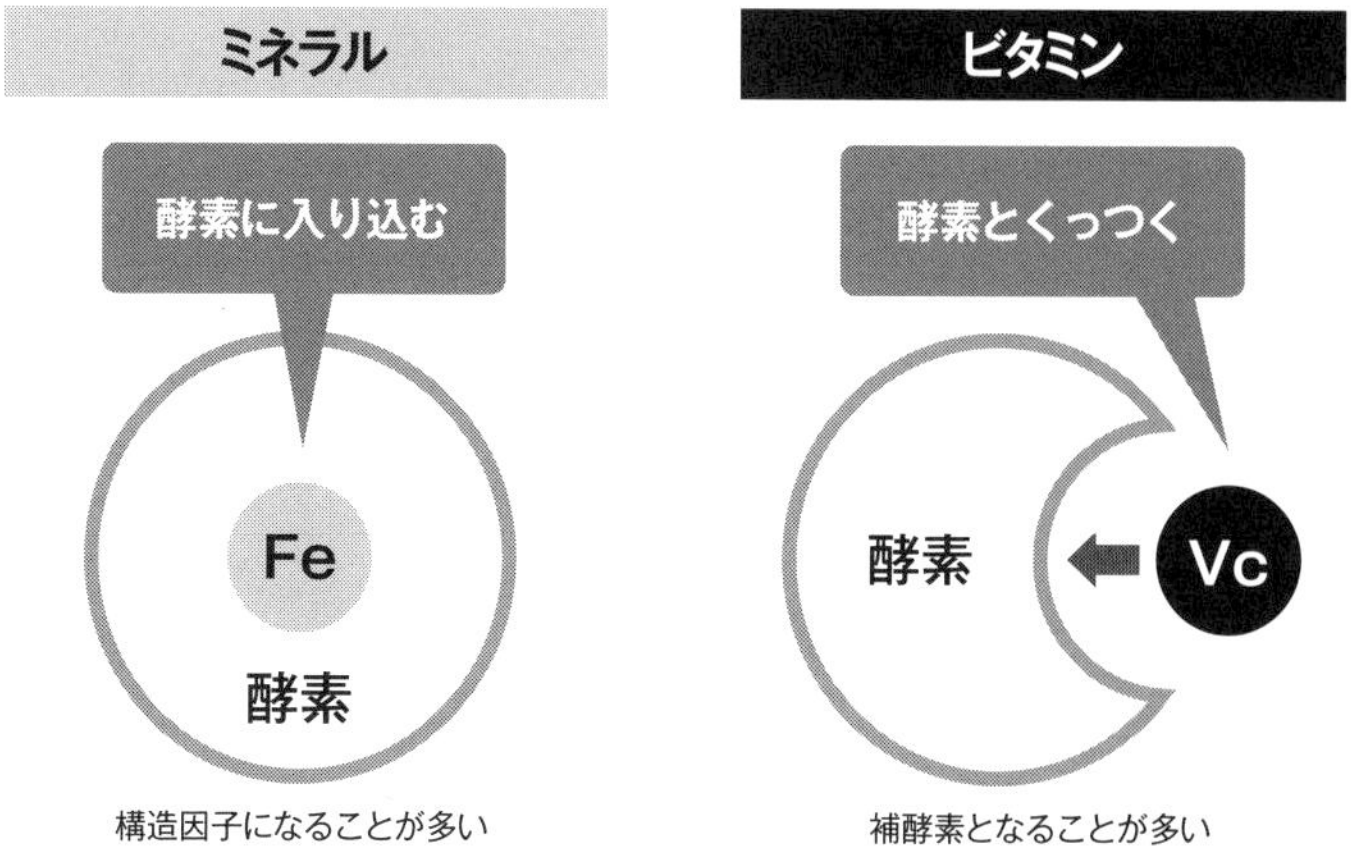

構造因子になることが多い

補酵素となることが多い

害が起こります。

亜鉛は免疫細胞であるTリンパ球の活性化に不可欠なので、不足するとリンパ球の増殖ができなくなり、感染症にかかりやすくなります。

また、皮膚や粘膜の健康維持にも必要なので、足りないと腸壁が薄くなり、栄養の吸収障害が起こります。さらに、潰瘍や皮膚炎が治りにくくなったり、髪や爪がもろくなったりします。筋肉の退化や視力障害が起こることもあります。

亜鉛不足によって、たんぱく質でできているSOD《エスオーディー》という抗酸化物質の生成が阻害されます。さらに、多くのホルモンバランスにも影響し、甲状腺機能や血糖値を下げるインスリンの産生に支障が出て、糖尿病にも大きくかかわります。このほか、男性では精子のトラブルを起こしやすくなります。これは、精子は増殖スピードが速く、亜鉛不足による影響が出やすいためです。

鉄も多くの酵素の補因子です。特に重要なのは、脳の神経伝達物質（セロトニン、ドーパミン、ノルアドレナリン、アドレナリンなど）の生成に関係していることです。ですから、妊娠中に鉄が不足すると、おなかの子どもの脳の発達に大きく影響を与えます。

鉄は皮膚や粘膜の原材料になるので、鉄が不足すると腸粘膜の機能が衰えて栄養の吸収障害が起こります。また、鉄は、赤血球のなかにあって、酸素の運搬役をしているヘモグロビンの重要な構成要素です。鉄が不足すると、貧血になって、体にじゅうぶんな酸素を行き渡らせることが難しくなります。

おなかにカビが増殖していると、これらの大事なミネラルがカビの栄養分として消耗されるうえ、カビがつくる有害物質のなかにも、ミネラルの働きを阻害するものがあります。そのため、ミネラル不足が加速してしまうのです。

ミネラルが不足すると、有害物質・有害金属がたまりやすくなります。それは、さらに酵素活性を低下させ、栄養の吸収・解毒の低下を引き起こします。

そして、不足しているミネラルをサプリメントなどで補おうとすると、カビにとっては、それがえさとなるため、かえってカビが元気になってしまいます。

おなかにカビのいる人がミネラルをとるときは、サプリメントに頼りすぎず、バランスのとれた食生活のなかで補うことが大切です。

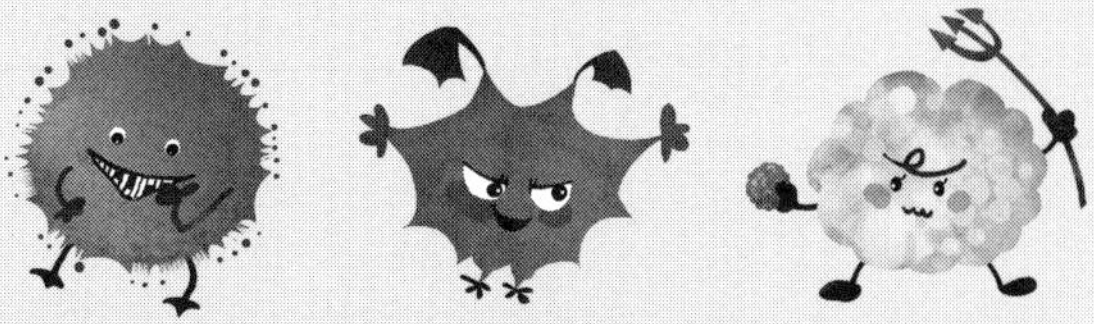

第3章

何がおなかのカビをふやすのか

抗生物質や制酸剤の使いすぎが最大の要因

おなかのカビはさまざまな要因でふえますが、なんといっても問題なのは「抗生物質や制酸剤などの薬の使いすぎ」です。

抗生物質は「微生物が産生した化学物質」を意味しますが、大きな分類では細菌の発育や活動を阻害する「抗菌薬」に含まれます。つまり、「細菌をやっつける薬」です。抗菌薬には、人工的に合成した化学物質と、微生物が産生した化学物質がありますが、後者を「抗生物質」と呼んでいるのです。

おなかのカビをふやす要因としては、抗菌薬全体が問題になりますが、一般的に、抗生物質と抗菌薬はほぼ同じ意味で使われており、「抗生物質」のほうが耳慣れている人が多いでしょう。そこで、以下、「細菌をやっつける薬（抗菌薬）」という広い意味での抗生物質が、おなかのカビに与える影響についてお話ししましょう。

日本の医師は、本当によく抗生物質を使います。

カゼをひいて病院に行くと、何種類かの薬が出され、そのなかには、ほぼ抗生物質が含まれています。現状では、90％以上の医療機関で出されています。

カゼの原因はウイルスです。細菌をやっつける薬である抗生物質は、カゼには効きません。飲んでも意味がないだけでなく、腸内環境を乱して、かえって免疫《めんえき》（体の防御機能）を低下させる恐れもあります。にもかかわらず、日本では長年、カゼに対して抗生物質が処方されてきましたし、今も続いています。

このような抗生物質の乱用は、いろいろな面で大きな弊害があります。本書で述べているおなかのカビの増殖もその1つですが、「耐性菌をふやす」という医療全体にかかわる大問題があります。

耐性菌とは、抗生物質が効かない細菌のことです。抗生物質の乱用によって、抗生物質に強い耐性菌が生まれ、その感染症に対して打つ手がなくなりつつあるのが現状です。入院患者さんに感染が広まり、亡くなる人も出て問題になった「院内感染」も、耐性菌によるものです。

そこで、2017年9月には、厚生労働省から、抗生物質の乱用を防ぐ目的で、「抗微生物薬使用の手引き」という医師向けの手引き書が公表されました。

そこには、「感冒《かんぼう》（カゼ）に対しては、抗菌薬（抗生物質）投与を行わないことを推奨する」（カッコ内は著者注釈）と明記されています。

このような手引き書を出さなければならないほど、カゼに対して抗生物質が乱用されているわけです。手引きが出ても、医療機関にこの方針が行き渡るまでに、まだまだ時間がかかるでしょう。

患者さんや読者の皆さんは、おなかのカビをふやさないためにも、耐性菌をふやさないためにも、カゼに対する不要な抗生物質は使わないように自己防衛することが大切です。

★ウイルスには抗生物質は効かないのに、日本の9割の医療機関で出されている
★厚生労働省は「カゼに抗生物質を使わないように」という手引書を出している

本来は抗生物質が不要な軽い中耳炎にも使われる

もちろん、抗生物質が必要な場合もあります。例えば、肺炎、気管支炎《きかんしえん》、副鼻腔炎《ふくびくうえん》（いわゆる蓄膿症《ちくのうしょう》）、膀胱炎、化膿性の扁桃炎《へんとうえん》、中耳炎などが、細菌感染によって起

こった場合は、一般的に抗生物質が必要になります。

その場合は、体のケアをしながらきちんと抗生物質を使うことで、できるだけおなかのカビがふえないように、かつ耐性菌をつくらないように対処できます（詳しくは第4章）。

しかし、これらの病気でも、すべてに抗生物質が必要というわけでもありません。

小さなお子さんに多い、中耳炎の場合を考えてみましょう。

日本では、カゼ以外に、中耳炎などでも抗生物質がよく処方されます。

小さい子どもは、のどにある扁桃（アデノイドとも呼ばれます）という器官が大きくなりやすく、そうなると耳と口をつないでいる耳管《じかん》という管がふさがれます。

さらに、アレルギーを持っていると、もともと細い耳管が腫《は》れて狭くなり、よけいに通りが悪くなります。

通常、耳のなかにあるリンパ液は、耳管を通じて排出され、新しいものに入れ替わっています。しかし、右のような状態になった耳では、この排出がうまくいかないために菌が増殖しやすく、中耳炎を起こすことがよくあります。

しかし、このような軽度の中耳炎は、抗生物質を使わなくても治る場合が多いのです。

オランダでは、中耳炎の30％にしか抗生物質を使わないそうです。日本では90％以上に抗生物質を投与します。

オランダでのある研究では、1500人の中耳炎の子どもを、抗生物質を使わないグループと使うグループに分けて経過を見ました。その結果、抗生物質を使わないグループでは60％が自然によくなっていました。

アメリカのピッツバーグ大学で行った類似の研究では、「抗生物質を使ったグループより、使わなかったグループのほうが、中耳炎の再発率が低かった」と報告されています。

また、カビの増殖自体が、副鼻腔炎の症状や、慢性のセキ、中耳炎に似た症状を起こすことがあります。抗生物質によって、悪化することもあるのです。

抗生物質を使うべき症状か、使わなくていい症状なのか、判断は医師に任せるほかありませんが、その都度、医師に必要性を確かめたり、本当に必要なときしか抗生物質を出さない医師を探してかかったりすることは、抗生物質の乱用から子どもや自分を守る防衛策として役立つでしょう。副鼻腔炎でも、アレルギー性のものや、カビの増殖によって、症状を起こしている場合があるので、同じく注意が必要です。

★軽い中耳炎であれば抗生物質を使わずに治ることが多い
★オランダでは中耳炎の30％にしか抗生物質を使わないが、日本では90％以上に使われている

抗生物質＋甘いもので爆発的にカビがふえることもある

ほかにもいろいろな場合に、日本では抗生物質を使いすぎています。

産科では、出産後のお母さんに抗生物質を飲ませることが多くなっています。帝王切開の場合は、さらに長期間にわたって投与します。出産後の膣《ちつ》の損傷や手術の傷などから起こる感染症を防ぐのが目的ですが、感染の兆候もないうちから投与するのですから、明らかに使いすぎです。

また、畜産では、密集した場所で家畜を飼っても感染を広めないように、えさに抗生剤を使っていることが多いため、この領域でも耐性菌がふえています。その抗生物質を、私たちは食肉を通じて体に入れています。

さらに、世の中のあらゆる場所で、「除菌」「殺菌」「抗菌」と称したグッズが氾濫《はんらん》し、それらに抗生物質や殺菌剤が使われています。

医薬品としての抗生物質に加え、こうした環境のなかの抗生物質も、おなかのカビの異常増殖を助長していると考えられます。

医薬品としての抗生物質にも、血液中に投与する点滴や皮膚へのぬり薬、吸入薬などがありますが、おなかのカビを直接的にふやすのは口から飲む経口薬です。

口からとった抗生物質は、そのまま腸にいきます。医療で出される抗生物質は、病気の原因になっている、あるいはなる可能性のある細菌をやっつける目的で投与されますが、目的とする細菌だけにピンポイントで効く抗生物質は存在しません。

そのため、抗生物質が腸に入ると、いったん、腸内細菌は激減します。善玉菌（有益菌）や悪玉菌（有害菌）に関係なく、腸内細菌全体が急激にへることになります。

そして、抗生物質では死なない、もともといるカビがふえてしまうのです。

抗生物質にもいくつかのしくみで効くものがありますが、多くは細菌の「細胞壁」を破壊することで効果を示します。

人間の細胞には、細胞膜はありますが、細胞壁はないので、この作用によって人体の細胞が直接的に破壊されることはありません。一方、カビは細胞壁を持っていますが、材質が細菌とは違うので、抗生物質は効かずに生き残ります。

それまでは、腸内細菌がバランスをとってすみつくことでおさえられていたカビが、激減した腸内細菌の代わりに勢いづいて増殖してしまうのです。

★目的とする細菌だけにピンポイントで効く抗生物質は存在しない
★いったん腸内細菌が激減し、そのすきにカビがふえてしまう

制酸剤の乱用によりカビの腸内への侵入を促す

このように腸内環境が変化しているときに、カビのえさになる甘いものや炭水化

物、腸の炎症を促す消化されにくいものを多く食べていると、よけいにカビが増殖しやすくなります。場合によっては、腸内で爆発的にカビがふえることもあります。

さらに、近年はＨ２ブロッカーやプロトンポンプ阻害薬に加えＰ－ＣＡＢなどの酸に強くプロトンポンプよりも長時間しっかり胃酸を抑える薬の乱用がめだちます。もともと胃潰瘍や十二指腸潰瘍などの胃酸が原因で起こる潰瘍の治療薬としてつくられ、短期的に用いるものとして使用されるものです。しかし近年は、逆流性食道炎という胃酸があがってきて食道に炎症を起こし、胸焼けや胃もたれなどの症状改善のために長期的に処方されている方がいます。また血液をさらさらにする薬やステロイド、痛み止めなどを長期的に投与するときに胃腸障害の予防のために投与され続け、中には数年単位で服用されています。これらは胃酸を低下させますので、胃の中のＰＨが本来の強酸性から中性に近くなるくらいまであがってしまいます。本来加齢とともに胃酸は低下している方が多く、さらに制酸剤を服用することで胃の中のＰＨが変わってしまいます。本来強酸性であるのは、外部からの微生物の侵入を防ぐため、消化を促すため、酵素の活性化を起こすため、吸収を促すためにイオン化させたりする手伝いをするためなのです。そのため外から（食事や環境中）のカビの腸内への侵入を防ぐことができません。消化も悪くなり、未消化物が腸内にとどまり、おなかが張ってきたり、便通が悪化したり、リーキーガット症候群を助長したりするのです。制酸剤以外の薬剤、ステロイドや痛み止め、血圧の薬なども胃酸をへらすものが多くあります。不要な薬をやめ、また必要な薬でも長期的に漫然と使うのはやめていかないといけません。

★腸内環境が悪いときに甘いものを食べるとカビを爆発的にふやしてしまう
★制酸剤などの薬剤の長期投与でもおなかにカビを簡単に入れてしまう危険がます

身のまわりを取り巻くたくさんのカビに注意

私たちの身のまわりには、たくさんのカビが存在しています。

例えば、カビの力で発酵させた食品や、カビが発生した食品、分類上はカビ（真菌）そのものであるキノコ、住居や衣類に発生したカビなどです。

こういった食品や住居のカビが体内に入っても、健康なときには、それだけでおなかのカビがふえることはありません。特に、発酵食品やキノコなどは、本来は体にいい食品です。

ところが、腸内にカビが異常に増殖している場合や制酸剤などの胃酸をおさえる薬を服用していると、食事でカビを含むものをとったり、呼吸で住居のカビ類を吸入したりすると、症状が悪化してしまいます。

抗生物質のような主要な原因ではありませんが、これらが悪化要因であることは覚えておいてください。

食品と住環境に分けて、特に注意したいことを挙げておきましょう。

●食品

21、23ページのチェックリストなどで、おなかのカビが多いことが疑われる場合は、カビの生えた食品をとらないように注意するのはもちろんのこと、本来は体にいいキノコや発酵食品も大量にとることは避けましょう。

特に、パンやチーズ、麹《こうじ》漬けの食品、ビール・ワイン・日本酒・甘酒といった飲みものなどは、好きな人は多量にとることがあるので要注意です。

パンなど、製造過程で焼く食品は、カビは死滅するから大丈夫だろうと思われるかもしれません。しかし、焼いてカビそのものが死んでも、それらが残す毒や菌体（カビの体）はそのまま存在し、おなかのカビの増殖の助長要因になるとともに体に害を与えます。

カビが出す毒は、総称して「マイコトキシン」と呼ばれ、多くのものが知られています。

発酵食品でなくても、外国産の果物やフルーツジュースは、保管や輸送中にカビが生じやすいため、カビやマイコトキシンを含む恐れがあります。

ほかにも、カビやマイコトキシン（カビ毒）が生じやすい食品としては、以下のようなものがあります。


特にカビが発生しやすい食品（世界の作物の25％はカビに汚染されているといわれています）

＊〈　〉内はその食品のカビから生じやすいマイコトキシンと弊害

●トウモロコシやコーヒー〈フモニシン、アフラトキシン＝発ガン性、ゼアラレノン、オクラトキシン＝女性ホルモン様作用〉
●小麦〈アフラトキシン〉
●大麦
●砂糖
●ナッツ類
●アルコール〈サッカロマイシン＝動脈硬化や糖尿病を助長〉
●チーズ
●バナナやパイナップルなど外国産の果物

これらすべてがいけないわけではなく、保管や輸送の状況、購入後の管理や食べるまでの期間などによっても危険性は違ってきます。

しかし、少なくともおなかのカビが疑われるときは、これらの食品は避けるか控えめにしたうえで、とるときには良質なものを新鮮なうちにとりましょう。

なお、マイコトキシンは、100℃以上に加熱しても消えません。特に、「体のために」と、無農薬やオーガニックの食材を買っている場合、防腐剤や防カビ剤などを使っていないので、カビやマイコトキシンが生じやすいものです。きちんと保管して早めに食べましょう。

★腸内にカビが異常に増殖しているときは発酵食品を避けるべき
★カビが出す毒はマイコトキシンと呼ばれる100℃以上に加熱しても消えないので注意が必要

カビが増殖しやすい住環境とは

●住環境

おなかにカビが異常増殖しているときは、住環境にいるカビにも過敏になることがよくあります。

カビは、よく知られているように、湿気があり、暗いところを好んで増殖します。

このような場所に行くと体調が悪くなる人や、雨や曇りなど湿気の多いときに調子をくずしやすい人、もしくは、カビが関係している食品をとったら体調が悪くなりやすい人などは、環境におけるカビにも敏感になっていると考えられます。

そういうときは、できるだけカビのありそうな場所を避けるとか、自宅であれば意識的に確認して除去するなどの対策が望まれます。

住環境のカビを完全に除くのは無理なので、できる範囲で除去してください。

特にカビが発生しやすい住環境としては、以下のようなものがあります。

特にカビが発生しやすい住環境

●風呂場や洗面所、キッチンなどの水まわり
●クローゼットや引き出し
●布団やベッド
●カーペットなどの敷物やソファーなど
●古い家具や本、雑誌、新聞、家の壁など
●花瓶や観葉植物など

●川や海、谷にある家
●地下室や倉庫
●電磁波が大量に発生している場所
●北側や風通しの悪い部屋

このような場所に置いてあるもの、特に長く置きっぱなしのものや、年に数回しか使わないものにも要注意です。

例えば、古いカーペット、布団などの寝具、エアコン、古い本や家具、花瓶、タオルや備蓄している食材、部屋に置いてある観葉植物の鉢植えなどです。洗濯機もカビが生じやすいので掃除や消毒が必要です。

なお、昔の日本家屋は、家にすきまをつくって風通しを大事にしていました。湿気の多い日本では、風を通さなければ必ずカビが生じます。

最近の住宅は、気密性にすぐれているので、風が通らないうえ結露《けつろ》なども生じやすく、カビが早い時期から発生してしまいます。常にカビ対策はしておいたほうがいいでしょう（第4章参照）。最近では、この問題を重視して、湿気を通す壁や、通気性を考慮した工法を採用している住宅メーカーもあります。これから住宅を建てられる場合は、よく吟味されるといいでしょう。

★住環境のカビを完全に除くのは無理なので、できる範囲で除去する
★最近の住宅は気密性にすぐれ結露しやすく
カビが早い時期から発生するので要注意

カビ毒がさまざまな健康被害をもたらす

ここで、マイコトキシン（カビ毒の総称）の主な種類と害について述べましょう。
カビの種類別に、主要なマイコトキシンをあげると以下のとおりです。

カビの種類	**毒のタイプ**
アスペルギルス　ペニシロイデス	アフラトキシン、オクラトキシン

アスペルギルス　ヴァーシカラー　　　カエトキシン
カエトミニウム　グロボシアン　　　デオキシニバリノール、T2トキシン
スタチボトリス　カルタルム　　　T2トキシン、スタラトキシンH
ワレミア　セビ　　　ワレミノール

このうち、スタチボトリス属のカビは、多くはクロカビと呼ばれるもので、住居にも、ナッツ類などの食品にも生じます。

そして、セキ、体を動かしたときの呼吸困難、胸が締めつけられるような感覚、ぜんそく様症状などの呼吸器症状を起こすことがあります。

これらのマイコトキシンは、遺伝子のDNA《ディーエヌエー》やRNA《アールエヌエー》と結合し、細胞のサイクルを止めて細胞分裂を障害します。

その結果、ミトコンドリア（細胞内でエネルギーを産生している小器官）の機能障害、たんぱく質の合成阻害、活性酸素を発生させる、細胞膜の障害、細胞に有害なものを入れてしまう、免疫の刺激・抑制、炎症を引き起こすなどの害が報告されています。また、マイコトキシンが存在すると炎症性のサイトカインを誘導し、炎症性の疾

患（ほとんどの慢性疾患は炎症が関連します）を悪化させます。

ほかにも、マイコトキシンは全身のさまざまな症状を起こします。現在、原因不明の病気のなかには、マイコトキシンによるものもあるはずといわれています（114ページのコラム参照）。しかし、このマイコトキシンは腸内環境がよい場合はほとんど悪影響を及ぼさないこともわかってきています。

★カビ毒はセキや呼吸困難、ぜんそく様症状などの呼吸器症状を招くことがある
★原因不明の病気のなかには、カビ毒が原因のものがあるのではといわれている

遺伝子組み換え食品は「食べる抗生物質」

遺伝子組み換え（GMO《ジーエムオー》）食品も、おなかのカビをふやす要因になります。

GMO食品とは、動物や昆虫、ウイルス、細菌からの遺伝子を組み込むことによって、たんぱく質の構造を変え、害虫や農薬などに強くした作物や、それからつくった

食品のことです。

ＧＭＯ食品は、一見、おなかのカビと関係なさそうに思えるかもしれませんが、実は深い関係があります。

基本的に、ＧＭＯ食品は「抗生物質」だと思っていただきたいのです。

抗生物質がおなかのカビをふやすことは、これまでくり返し述べてきました。

ＧＭＯ食品をとることは、カビに関してはその抗生物質を食べるのと同じです。

その理由を以下に説明しましょう。

ＧＭＯ作物は、害虫や農薬に強くしたものですが、なかでも特に、「グリホサート」という農薬への耐性を持つようにつくられています。グリホサートは除草剤として販売されている農薬です。

わざわざこの農薬に強くした作物なので、当然、ＧＭＯ作物にはかなりの量の農薬が使われています。ＧＭＯ食品をとれば、その残留分を摂取することになるのです。

グリホサートは、ＥＰＳＰ酵素という、植物の生長に必要な酵素ができるのを阻害します。この酵素は腸内細菌の成長にも必要なので、ＧＭＯ食品をとると腸内細菌が成長できなくなります。

また、エネルギーを産生するときに重要なピルビン酸という物質をつくる酵素も阻害します。これは、腸内細菌がエネルギーを産生する際にも必要な酵素なので、細菌もエネルギー不足になります。

さらに、グリホサートは、パラオキソナーゼ−1（PON−1）といわれる、解毒に必要な酵素ができるのも阻害します。農薬に対して解毒が必要な状態で、PON−1がつくられないので、ますます解毒ができなくなります。

これらの結果、GMO食品をとると、腸内細菌を大幅にへらし、結果的にカビの増殖を促してしまうのです。

なお、グリホサートをとると、腸の微絨毛《びじゅうもう》（腸壁の絨毛の表面にあるさらに微細な突起）が障害され、酵素の障害とも相まって消化能力が低下します。そのため、免疫の異常やアレルギー反応も起こりやすくなります。

おなかのカビをふやさないためだけでなく、健康を守るために、GMO食品はとってはいけないものです。

日本では、すでに200品目もGMO作物が承認されています（2023年7月現在）。「日本ではGMO食品をつくっていない」という思い込みや、表示に関する法律的な不備もあって、ほとんどの人は知らず知らずのうちにとってしまいます。

また、自宅では極力避けていても、外食やテイクアウト食品で口にしたり、家畜のえさに使われているために、食肉を通じて口にしたりしています。

完全に避けるのは難しいのですが、できる対策を実践して、極力避けるようにしましょう（具体的な方法は第4章参照）。

また、GMO食品ではなくても、ジャガイモや小麦のように、収穫の際に草の部分を枯らして実をとるものは、グリホサートを使うことがあるので要注意です。

★遺伝子組み換え食品をとると腸内細菌が成長できなくなりカビの増殖を促す
★日本でも、すでに遺伝子組み換え作物は承認されている

ホルモン薬やプラスティックなどのホルモン様物質もカビをふやす

薬の乱用の項目にも書きましたが、各種のホルモン薬も、おなかのカビをふやす要

因として見逃せません。

まず問題になるのが、多くの病気に使われているステロイドホルモン（副腎皮質《ふくじんひしつ》ホルモン）薬です。

ステロイドというと、塗り薬を思い浮かべる人が多いかもしれませんが、服用薬も広く使われています。全身各部の原因がハッキリしない炎症や、治りにくい炎症などに使われます。

ステロイド薬が炎症に効果を発揮するのは、免疫の抑制作用があるからです。炎症は、病原体や異物と免疫細胞との、いわば闘いに伴う現象なので、免疫を抑制することで鎮まるのです。

根本原因に働きかけるのではなく、現象としての炎症を鎮めるだけですが、ステロイド薬がどうしても必要な場合もあります。この薬で命を救われる人や、重篤《じゅうとく》な症状から脱出できる人もいます。

しかし、必要性が高くないのにステロイド薬を使い続けると、免疫力が低下してカビが増殖しやすくなるので要注意です。

そのほかのホルモン薬として、経口避妊薬（ピル）があります。ピルは、代表的な女性ホルモンであるエストロゲンと、プロゲステノーゲン（第2の女性ホルモンであるプロゲステロンの作用をする物質の総称）が入っている薬です。

これらによって、体のホルモンバランスを、妊娠している状態に似せて排卵を抑制します。簡単にいうと、エストロゲン優位（量や働きが勝っている）の体にするのです。

ピルには、妊娠が成立したときに分泌される、これら2つのホルモンの20分の1以下程度の量が含まれます。そのようにわずかな量でも、本来のホルモンバランス（プロゲステロンとエストロゲンバランス）をくずし、妊娠という特別な状態で起こるはずの女性ホルモンバランスが擬似的につくられます。

そして、これまでの研究で、エストロゲン優位の状態だと、腸でカンジダが増殖するリスクが高まることがわかっています。

もともと35～50歳までの女性では、エストロゲン優位の人が多いのです。また、ピルをとると、さらにカンジダの増殖が懸念されます。

妊娠は、当然エストロゲン優位なので、多産の人はエストロゲンに多くさらされており、カンジダの増殖の機会がふえることもわかっています。

なお、エストロゲン優位の状態だと、体重増加、イライラ、血栓症、片頭痛、吐き気、嘔吐、性欲減退、むくみ、膣炎、肝障害、糖尿病、乳房の腫《は》れ、子宮筋腫、エストロゲン関連のガン（乳ガン、卵巣ガンなど）のリスク増加などが起こりやすくなります。

おなかのカビをふやさないためにも、女性の健康維持のためにも、むやみに自然のホルモンバランスをくずすものをとらないほうが賢明でしょう。

なお、「環境ホルモン」といわれるものは、ほとんどエストロゲン様作用があるので、やはりおなかのカビの増加を促します（113ページの表参照）。

★ステロイド薬を使い続けると免疫力が低下してカビが増殖しやすくなる
★女性がピルをとると、カンジダの増殖が懸念される

女性ホルモン様作用の強い環境物質

物質	所在例	作用・弊害・リスクを高める病気など
BPA (ビスフェノールA、有機化合物)	ペットボトル、ラップフィルム、さまざまなプラスティック製品や缶詰類（とくにトマト缶や缶コーヒー）、歯の詰めもの、店のレシートなど	生殖異常や第2次性徴の早期出現（月経が早いなど）、肥満、心臓疾患、中枢神経系の初期の発達に必要不可欠な遺伝子を抑圧するなど
フタル酸 (MEHHP、MEHP、MEOHP、METP)	多くのプラスティック製品、ひげそりローション、ネイルケア製品、化粧品、接着剤、香水、フローリング、殺虫剤、アスピリンなど	性ホルモン異常、自己免疫疾患、ガン、臓器障害、肥満、自閉症、ビタミンB群の一種であるナイアシンの合成を阻害し、炎症を引き起こす物質をふやすなど
PCB(ポリ塩化ビフェニル)、 **ダイオキシン様PCBs** (PCB118、PCB126、PCB156、PCB169、PCB77)、 **非ダイオキシン様PCBs** (PCB74、PCB138、PCB153、PCB180)	絶縁油、可塑剤、塗料、ノンカーボン紙の溶剤、高脂肪乳製品、肉などの食品	発ガン性、免疫異常、子どものIQへの影響、神経障害など
農薬、殺虫剤に使われる物質 (ネオニコチノイド系、カーバメート系など)	多くの農薬、殺虫剤、除草剤、シロアリ駆除剤、ペットのシャンプーやノミとり剤	●ネオニコチノイド系＝神経障害（行動、精神、記憶などの脳機能や末梢神経などに障害を起こす）、自閉症、ADHD、知能の低下、ぜんそく、糖尿病、ガンなど ●カーバメート系＝多発性硬化症、パーキンソン病、カンジダ、脱毛、反応性低血糖、ADHDなどの原因の1つとされ、めまいや頭痛、痙攣、てんかん、発ガン性など
トリクロサン (triclosan)	薬用石けん、洗剤、シャンプー、リンス、化粧品に使用される殺菌・除菌剤	皮膚のバリア機能の1つである皮脂を洗い流すため、異物（トリクロサン、パラベン、香料、着色料、フタル酸など）が体内に入る。皮膚や鼻腔での細菌の増殖をふやす。
PVC (ポリ塩化ビニル)	衣類、壁紙、バッグ、インテリア（クッション材、断熱材防音材、保護材として）、縄跳び用ロープ、電線被覆（絶縁材）、防虫網（網戸など）包装材料、水道パイプ、建築材料、農業用資材（農ビ）、レコード盤、消しゴムなど	肝臓、脳、肺、リンパ系、造血器官系に対する発ガン性など
パラベン (ブチルパラベン、エチルパラベン、メチルパラベン、プロピルパラベン)	シャンプー、コンディショナー、ひげそりジェル、化粧品、デオドラント、食品添加物として防腐剤	皮膚炎や湿疹などのアレルギー疾患、皮膚の老化を招く、シミ、シワ、発ガン性など

column 全身で多彩な症状を起こすカビ毒・（マイコトキシン）

マイコトキシン（カビ毒の総称）による具体的な健康被害については、以下のようなものが報告されています。

マイコトキシンによる健康被害　＊〈　〉内はマイコトキシンの種類

肝障害、肝臓ガン〈アフラトキシン〉
免疫異常《めんえき》〈アフラトキシン、トリコテセン、オクラトキシン〉
腎障害〈オクラトキシン、トリコテセン、フモニシン〉
呼吸器障害〈アフラトキシン〉
副鼻腔炎《ふくびくうえん》（いわゆる蓄膿症《ちくのうしょう》）〈アフラトキシン〉
皮膚障害〈トリコテセン〉
食道ガン〈フモニシン〉
早熟性乳房発育症・恥毛《ちもう》などの第2次性徴の障害〈ゼアラレノン〉
血管攣縮《れんしゅく》（けいれんして縮こまること）〈エルゴット〉
造血の障害〈アフラトキシン、トリコテセン〉

催奇形性《さいきけいせい》（奇形児の生まれるリスク）〈アフラトキシンB、オクラトキシンA、ルブラトキシンB、T2トキシン、ゼアラレノン〉
神経毒〈DON《ディーオーエヌ》、フモニシン、ペニトレムA〉
脳軟化、運動失調、顔面神経マヒ、頭部圧迫感、小脳性めまい〈フモニシン〉
てんかん、運動失調、マヒ〈エルゴット〉
嘔吐、味覚異常〈DON〉
ふらつき〈ペニトレムA〉
振戦（震《ふる》え）、不随意運動、複視、吐きけ、嘔吐〈トレモルゲン〉
発ガン性〈アフラトキシン、ステリグマトシスチン、オクラトキシンA、フモニシン、パツリン〉

このように、多くの体の異常とマイコトキシンとの関係が指摘されています。

近年、増加している多くの慢性疾患《しっかん》で、原因がよくわかっていないものには、マイコトキシンが関連しているものが少なくないと考えられています。マイコトキシンによって起こる右のような症状と、そうした慢性疾患との間に共通点が多いことから、関連が疑われて研究が進められています。

その関係が指摘されている疾患としては、慢性疲労症候群《しょうこうぐん》や線維筋痛症《せんいきんつうしょう》などがあります。また、関係が示唆されているのは、多発性硬化症、パーキンソン病、ALS《エーエルエス》（筋萎縮性側索硬化症《きんいしゅくせいそくさくこうかしょう》）、認知症、自己免疫疾患、ガンなどです。

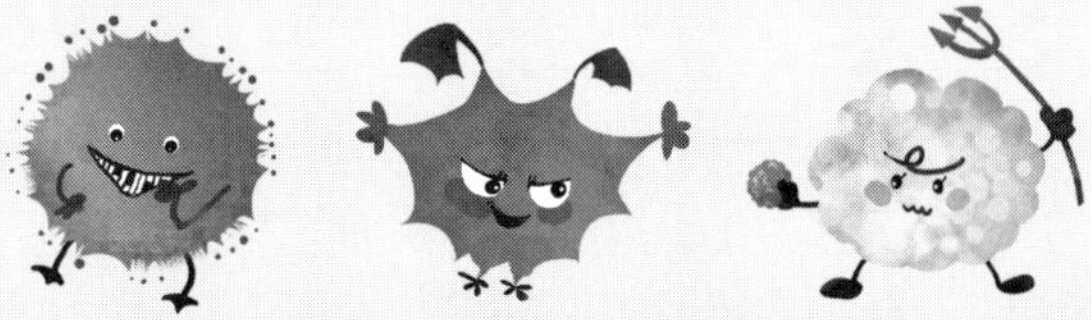

第4章

おなかのカビの
コントロール法

まずはカビ対策を行おう

本章では、家庭で簡単にできる「おなかのカビコントロール法」を紹介します。おなかのカビが原因で、さまざまな症状が出ている患者さんたちに、私が指導している方法です。

効果が現れるまでの期間には個人差があります。早ければ数日、数週間の人も、2～3ヵ月の人も、年単位の期間がかかる人もいます。しかし、期間に差はあっても、続けていただければ、おなかのカビをへらして体調をよくしていくことができます。

これまでいろいろな治療法を試しても、効果が得られなかった人で、おなかのカビが疑われる場合は、ぜひお試しください。

その前に、おなかのカビの検査法について簡単にふれておきます。

まず、21、23ページに挙げたチェックリストで、おなかにカビが増殖している可能性がわかります。疑わしい場合には、本章で述べる対策を実践していただき、それで改善すれば、おなかのカビが原因だったということになります。

カビの検査結果の例

尿の有機酸検査の例

腸内の微生物増殖

	イーストと真菌マーカー	基準値	検出値
1	シトラマル酸	5.0以下	1.1
2	5-ヒドロキシメチル-2-フロイン	28以下	2.7
3	3-オキソグルタル酸	0.46以下	0.08
4	フラン-2.5-ジカルボキシ酸	18以下	2.2
5	フランカルボニルグリシン	3.1以下	0.11
6	酒石酸	6.5以下	0.77
7	アラビノース	50以下	H128
8	カルボキシクエン酸	25以下	16
9	トリカルバリル酸	1.3以下	H2.4

※アラビノースとトリカルバリル酸が高値を示している。

遅延型アレルギー検査の例

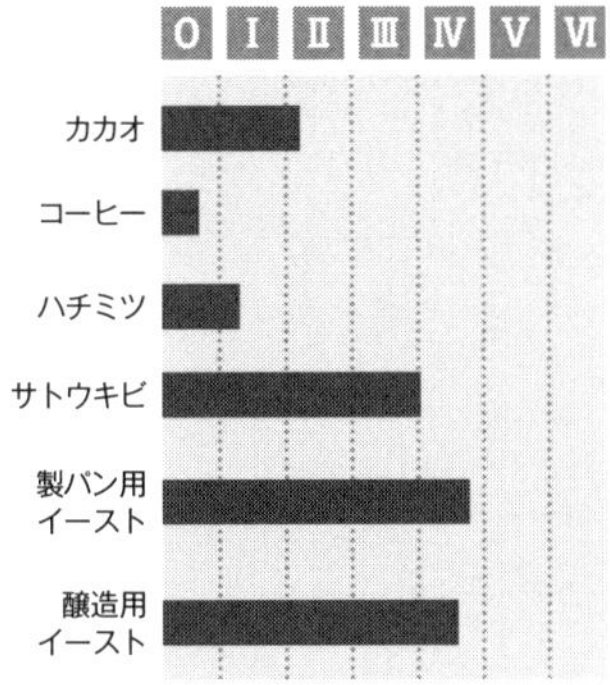

※イースト類が陽性なため、おなかにカビがいると考えられる。

しかし、「どうしてもはっきりさせたい」という場合、費用はかかりますが、医学的な検査法があります。

ちなみに、当院では、「おなかにカビが増殖しているかどうか」を知るためだけに、これらの検査法をお勧めすることはありません。今述べたとおり、対策をやってみればわかるので、余計な検査代を使っていただく必要はないからです。

ただ、たまたま遅延型アレルギー（25ページ参照）の検査が必要で、いっしょにおなかのカビの指標がチェックできるときなどは、検査を行うこともあります。あるいは、患者さんから強い希望があるときも検査を行います。

おなかのカビの検査としては、例えば、血液中にイースト（酵母《こうぼ》）に対する抗体や、カンジダ抗体などが、どのくらいつくられているかを見る検査があります。

また、尿の有機酸検査で、カビが分泌するアラビノースなどの代謝物が多く検出されると、カビの増殖が強く疑われます。便検査で直接的に、おなかにカビが多くいるかどうかを見る検査もありますが、これは偽陰性（本当は陽性なのに、ある検査では陰性という結果が出ること）も多く見られます。

これらは特殊な検査で、自費診療のうえ、日本では行えないものも多いので、どうしても費用がかかり、1回、3万〜5万円程度になります。

健康保険が適用になる血液検査の範囲では、カビの細胞壁の成分であるβグルカンという物質のレベルを見る検査があります。ただし、この検査で反応が出るのは、すでにかなり重症で、カビによる肺炎などを起こしたり、血液中にカビが入り込んでしまった人です。

また、患者さんが他院で受けた血液検査の結果を持参してくださった場合に、血糖値が異常に低いことがわかって、おなかのカビが疑われることもあります。

最近は、おなかのカビが注目されるようになり、専門のクリニックなどもできていて、そういうところでも検査を行っています。しかし、偽陰性のこともあり、検査でマイナスだったからといって、必ずしも大丈夫というわけではありません。高額な費用で検査を受けるより、まずは、以下の対処法を行ってみるといいでしょう。

★カビ対策を実践して効果があれば、カビが増殖していたとわかる
★カビの検査は自費診療になり費用がかかる

安易に抗生物質や制酸剤などを飲まないことが最初の一歩

ここからは、おなかのカビの具体的な退治法を述べていきますが、大きく分けて以下の2つの対策があります。

●おなかのカビをふやさない「守りの対策」
●おなかのカビを積極的にへらす「攻めの対策」

ベースになるのは守りの対策で、前章で述べたような原因を除いたり、へらしたりしていきます。

そのなかでも、最も重要なのが、「安易に抗生物質を飲まない」「胃酸を抑える薬などを漫然と飲まない」ということです。

人間は自然治癒《ちゆ》力（体が本来持つ病気を治す力）を持っています。安静にして、消化のいいものを食べていれば、治る急性炎症は多いのです。少なくとも、カゼのひきはじめや、熱も出ていないような段階で、病院（などの医療機関）で処方された抗生物質を、安易に飲むようなことはやめましょう。

おなかのカビをふやさないためにも、本当に抗生物質が必要な症状が起こったときに、きちんと効かせるためにも、大切なことです。

「病院に行くと抗生物質を出されてしまう」というのであれば、軽いカゼなら病院に行かずに、まず温かくして休んで様子を見るのもいいでしょう。ふだんから、ちょっとしたカゼ程度では、抗生物質を処方しない医師を見つけておくのも大切なことです。

病院で「抗生物質を出しましょう」といわれたとき、「先生、今の私の状態に、本当に抗生物質は要《い》りますか」と尋ねてみてもいいでしょう。

前章でふれたとおり、２０１７年９月に、厚生労働省から抗生物質の乱用を防ぐ目的で「抗微生物薬使用の手引き」が出されました。ようやく抗生物質の使いすぎを見直す動きが出てきたのです。ですから、最近は患者さんからこういう質問をしやすいタイミングともいえます。

勇気を持って、ぜひ聞いてみてください。どうしても聞きにくいときや、頑固な対応やきつい対応をされたときは、ひとまず抗生物質を処方してもらい、自己判断で必要ないと思えば飲まないようにし、次回からは抗生物質を乱用しない病院に替えるという方法もあります。

また、胸焼けや胃もたれがするとき、胃カメラで軽い逆流性食道炎が疑われたときに安易に制酸剤を飲み続けたり、薬局で胃酸を抑える薬を購入するのは待ってみましょう。食生活を改めたり、お酒を飲みすぎない、食後すぐ横にならない、またカビ対策してみるなどでゲップや胸焼け、胃もたれが改善されることがあります。またこの胃酸を抑える薬（Ｈ２ブロッカーやプロトンポンプ阻害薬、Ｐ－ＣＡＢ）などを一旦ひどく調子が悪いときだけにして、ずっと飲み続けるのを控えると、逆にゲップや胃もたれが改善されることがあります。

漢方やホメオパシー（類似の症状を示す物質を極度に薄めて投与し、副作用を及ぼさず、自然治癒力に働きかける療法）で症状が軽減される例も多いので、これらを処方してくれる医師を探すのも賢明なやり方です。

これは、軽度の中耳炎など、カゼ以外の軽い炎症でも同じです。

★「守りの対策」で最も重要なのは抗生物質などの薬を飲まないこと
★抗生物質を安易に処方しない医師を見つけておくのも大切

抗生物質を使うときは腸をケアしながら飲み切る

ただし、カゼをこじらせて熱が出て、セキやタンがひどいとき、黄色いタンや鼻汁が出るときなどは、抗生物質を飲む必要があります。

気管支炎《きかんしえん》や肺炎、化膿《かのう》を伴う扁桃炎《へんとうえん》、細菌による副鼻腔炎《ふくびくうえん》（いわゆる蓄膿症《ちくのうしょう》）、ひどい膀胱炎、腎盂腎炎《じんうじんえん》、敗血症、術後の感染症など、抗生物質が必要な病気も多々あります。

安易に飲まないこと、乱用しないことは大切ですが、どんなときも抗生物質が不要といっているわけではないので、それを心得ておいてください。

重い症状を軽減し、さまざまな後遺症などを残さないためにも、必要な抗生物質は使うべきです。

使うときは、症状がとれたからと途中でやめたりしないで、投与された分を飲み切りましょう。中途半端に飲むと、耐性菌が生まれやすくなります。

そして抗生物質は、腸内環境を整えるような食生活を送りながら使いましょう。

例えば、乳酸菌などのプロバイオティクス（人体にいい影響を与える微生物やその食品）をとることは、抗生物質でダメージが与えられてしまう腸内環境のケアになります。乳酸菌には、カビ対策用のものがあります。さまざまな種類があるので、自分に合うもの（とって調子がよくなるもの）を選ぶといいでしょう。

無理をしないでゆっくり休むこと、じゅうぶんな睡眠時間をとること、バランスのとれた消化のいい食事をとることも大切です。

逆に、抗生物質を使いながら過重な労働を続けていたり、偏《かたよ》った食生活、特に甘いものを多くとったりしていると、おなかのカビがどんどんふえやすくなります。

なお、前章で述べたとおり、抗生物質だけでなく、ステロイドやピルなどのホルモン薬もおなかのカビをふやす要因になります。どうしても必要なときを除き、むやみには飲まないようにしましょう。

★抗生物質を飲むべき病気は多々ある
★抗生物質を飲むときは腸内環境を整えるような食生活を送るべき

カビをふやさない食事・へらす食事の6大ポイント

おなかのカビをふやさないため、へらすために、食生活はとても大切です。以下のようなことを心がけましょう。

❶甘いものを控える

カビの大好物である甘いものは、しばらく（1ヵ月ほど）控えましょう。砂糖を使ったお菓子、ケーキ、アイスクリーム、炭酸飲料水、あめ玉などはもちろん、天然食品で問題ないといわれるてんさい糖や黒糖、和三盆なども、すべての甘みをいったんお休みしてください。

砂糖は中毒性があるうえ、おなかにカビがいると、低血糖になって甘いものが欲しくなりますが、できる限り控えてください。

どうしても甘いものをとりたいときには、代用品として血糖値を上げないステビアや羅漢果《らかんか》、ハチミツなら生のもので砂糖などが加わっていないものなどをとるといいでしょう。キシリトールも、比較的いい甘味料です。

人工甘味料であるアスパルテームなどは、脳の炎症を引き起こし、糖尿病のリスクを上げるなどの害があるので、決して使わないでください。オリゴ糖も、できれば当初はやめておきましょう。

甘いものを控えるのは、最初はちょっと大変かもしれませんが、この食事制限でカビの増殖を食い止められます。「カビにえさを与えない」ことが重要です。

❷炭水化物をへらす

甘いものだけでなく、パンや麺《めん》類などの炭水化物も、カビの好物で、えさになります。特に小麦を使ったものは、消化されにくいグルテンを含み、腸の炎症を起こすので、二重三重に腸にダメージを与えます。

小麦製品は、砂糖と同じく中毒性があります。一度食べるとまた食べたくなるのです。炭水化物ではありませんが、パンといっしょにとりやすい牛乳にも中毒性があり、こちらにはカゼインという、やはり消化されにくいたんぱく質が含まれるので要注意です。

小麦・砂糖・牛乳は中毒性があることを覚えておき、避けるようにしましょう。ただ、全部の炭水化物をやめる必要があるかというと、そうではありません。米やイモ、ソバなどは、比較的安心してとれる炭水化物です。とはいっても、米の場合は、完全に精白したもの、粉にしたもの、もち米は、やはりカビがふえやすくなります。そのため、分《ぶ》づき米や、雑穀米などをお勧めします。

実際は、これらも分解されてブドウ糖に変換され、カビに利用されるのですが、砂糖や小麦製品に比べると、害ははるかに少なくてすみます。

また、カビが異常に多い人は、カビが死ぬときに、なかに蓄えている毒素が大量に放出されるせいで、体調不良を引き起こすことがあります（ダイオフ現象：151ページ参照）。米やイモ、ソバなどで適度に炭水化物をとり、徐々におなかのカビコントロールを行うのは、ダイオフ現象を防ぐには、むしろいいといえます。

まずは、カビを殺すより、ふやさないこと、そして、徐々にへらしていくことです。

そのためには、急激に抗真菌薬などでカビを殺そうとしたり、抗カビ作用のあるサプリメントをいきなり大量にとったりするのはやめましょう。

❸GMO《ジーエムオー》（遺伝子組み換え）食品や添加物を避ける

GMO食品が、抗生物質と同じように腸内細菌をへらし、結果的におなかのカビをふやすことは前章で述べました。おなかのカビコントロールのためには、できるだけGMO食品を避ける必要があります。その際、「『遺伝子組み換え』の表示がない食品なら安心」とは思わないでください。

日本では、現在、大豆、トウモロコシ、ジャガイモ、菜種《なたね》、綿実《めんじつ》、アルファルファ、てん菜、パパイヤの8品目と、これらの加工食品33品目については、ＧＭＯの表示義務の対象となっています。これらについては、「遺伝子組み換えでない」と表示されていたら、ひとまず安心です。

「遺伝子組み換えでない」と表示されていても、重量で5％未満のＧＭＯ作物の混入が許されているので、安全とはいえませんが、「遺伝子組み換え」と表示されているものよりはるかに安全なのはいうまでもありません。

一方、それ以外の食品は、実は「遺伝子組み換えに関する表示をしてはいけない」ことになっています。つまり、表示がないから安心とはいえません。

そこで、表示義務の対象外の食品については、産地がわかり、オーガニックや無農薬などの表示があるものを選ぶといいでしょう。外食やテイクアウトなどをできるだけ利用しないことも、ＧＭＯ食品をとらないために必要です。

一方、化学調味料、人工甘味料、発色剤、着色料、香料などの食品添加物も、腸にダメージを与えて免疫力を低下させ、おなかのカビをふやす要因になります。できるだけ、こうした添加物を含まないものを選びましょう。

❹質のいいたんぱく質や新鮮な無農薬の野菜をとる

遺伝子組み換えでない自然なえさを与えられた牛や豚や鶏の肉を選びましょう。卵は、同様の鶏の有精卵がお勧めです。

魚は、天然の中型から小型の魚を、豆類は遺伝子組み換えでないものをとりましょう。

野菜は、新鮮な無農薬のものがベストです。ただし、おなかのカビが多すぎると、食物繊維をとっても、炭水化物としてカビに利用されてガスを発生します。

野菜が体にいいからと、大量にとると、かえってガスがたまっておなかが張ってしまうことがあります。そんなときは、繊維を除いたジュースを飲んだり、サラダはボウル一杯でなく、小鉢一杯程度を食べたりしましょう。併せて、あまり発酵食品をとりすぎないように注意してください。

注意点として、カビがおさまれば、野菜の食物繊維も発酵食品も、有用な菌のえさになり、とても腸にいい食品になります。おなかの張りが強い間は、控えめにしておきましょう。期間ですが、ほとんどの方がひと月程度でひどいおなかの張りは治まります。そうすれば徐々に繊維や発酵食品を適度に入れていきましょう。完全にやめると腸内細菌へのえさがへり、多様性がへってしまいます。適度というのは、サラダや和え物は小鉢からお椀程度で、副菜にも野菜を入れたり、スープで野菜をとっても問題ありません。しかし、過剰に毎食ボウル一杯のサラダや、煮物にもスープにも全部野菜を大量に入れて、甘酒を毎日のみ、塩麹になんでも漬ける、みそ汁を毎食食べるなどは控えて、一日一杯程度のみそ汁、料理に適量のみりんをつかう、程度がよいでしょう。しょうゆでの味付けは問題なく、時々みそ煮の魚や肉なども問題ありません。またよく発酵食品と聞いてキムチ、納豆、漬物まで全部控える方がいますが、キムチや漬物は乳酸菌、納豆は納豆菌なので、おなかのはりが強いときは発酵食品をとりすぎている方は控えて、ほどほどならまずこれらの乳酸菌類や納豆などを少量から再開してみましょう。いずれにしても2~3ヶ月程度で厳密なやり方はやめて、適度に再開していきましょう。半年以上は続けないことをおすすめします。

❺ローテーションを考えて食べる

毎日同じものを食べないことも大切です。好きで続けて食べたいものも、3日に1度程度は空けましょう。そして、できるだけバラエティにとんださまざまな食材をとりましょう。

そうすることで、自然に栄養バランスがとれるとともに、食品の持つリスクも分散できます。

❻カビの生じやすい食品を避ける

前章で挙げた、カビが発生しやすい食品は、できるだけ避けましょう。

具体的には、トウモロコシ、コーヒー、小麦、大麦、砂糖、ナッツ類、アルコール、チーズや、バナナ、パイナップルといった外国産の果物などです。

基本的に、防カビ剤を使う必要がある果物は、カビが発生しやすいことを意味しています。そうした果物は、甘くするために品質改良を多く行っているので、その意味でも体によくありません。また、収穫から時間のたった果物はすべて危険です。

ナッツやコーヒーも要注意です。特に古くなるほど危険性が大きくなります。

小麦製品のなかでも、特にパンは食べないでください。炭水化物であり、砂糖類を含み、体内に抗体が生じるグルテンというたんぱく質を含むうえ、発酵食品なので、

カビをふやさない食事・へらす食事の6大ポイント

❶甘いものを控える。できるだけ甘くない食事に慣れる

- 甘いものは（1ヵ月ほど）控える。
- 砂糖を使ったお菓子、ケーキ、アイスクリーム、炭酸飲料水、あめ玉など。
- どうしても甘みがほしい場合の代用品は、ステビアや羅漢果、生ハチミツ、キシリトールなど。一方、人工甘味料のアスパルテームなどは厳禁。

❷炭水化物をへらす

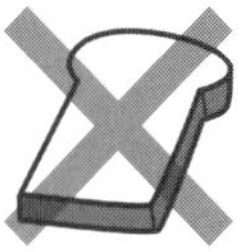

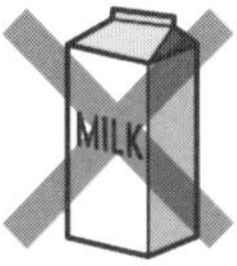

- パンや麺類など、小麦の炭水化物は避ける。牛乳も避ける。
- 米やイモ、ソバなどは、比較的安心。

❸GMO（遺伝子組み換え）食品や添加物を避ける

- 産地がわかり、オーガニックや無農薬などの表示があるものを選ぶ。
- 外食やテイクアウトなどをできるだけ利用しない。
- 化学調味料、人工甘味料、発色剤、着色料、香料などの食品添加物を含まないものを選ぶ。

❹質のいいたんぱく質や新鮮な無農薬の野菜をとる

❺ローテーションを考えて食べる

❻カビの生じやすい食品を避ける

- トウモロコシ、コーヒー、小麦、大麦、砂糖、ナッツ類、アルコール、チーズや、バナナ、パイナップルなどの外国産の果物は避ける。
- ビタミン・ミネラルの錠剤やサプリメントをやたらにとるのはやめる。

おなかにカビがいる人にとっては、あらゆる面でリスクが高い食品です。

　このほか、体調が悪いからと、ビタミン・ミネラルの錠剤やサプリメントをやたらにとるのはやめましょう。かえっておなかのカビのえさになります。栄養補給は、基本的に食事のなかでしていきましょう。

　リラックスしてよくかんで食べ、消化酵素をしっかり働かせることが、腸の炎症をおさえて、カビをへらすことにもつながります。

　体に合わない食品（アレルギーや不耐性の食品）は避け、ときにはプチ断食（朝食を抜く、1日1食にするなど）をしてみるのも効果的です。

　以上のような食事を、目安として3週間くらい行ってください。

　大部分の人は体調が回復するはずです。おなかの張りが改善し、曇っていた頭がすっきりするでしょう。頭痛が治るかもしれませんし、関節の痛みも改善するかもしれません。

★特に、パンと牛乳と砂糖はやめる
★まずは3週間やってみて体調の変化を見る

できる範囲で住居のカビも対策を

カビはあらゆるところに存在するので、住居のカビ対策も重要です。

完全に取り除くことはできませんから、「できるだけ」でけっこうです。神経質になりすぎない程度にやってみてください。それだけでも、体調がよくなることもあります。

簡単にできるのは、窓を開けての換気です。今は24時間換気設備のある家が多く、それでいいと思いがちです。しかし、気密性が高くなっているぶん、実はとてもカビが生えやすくなっているので要注意です。このような家では、化学物質の換気も、不じゅうぶんになりがちです。1日5分から10分でもいいので、家の全部の窓を開けて、空気を入れ替える習慣をつけましょう。できれば網戸も開けると風が通りやすくなります。

次に、なるべく敷物などを敷かないことです。布団やシーツは、できるときに丸洗いすると、すっきりします。

観葉植物などを置く場合は水はけをよくし、落ち葉や床に水がしみていたりしないか注意してください。

古い本や雑誌は、読まないのならサッサと処分してください。クローゼットや引き出しは、晴れた日に天日干ししたり、除湿剤を使ったりするのもいいでしょう。

風呂場やキッチンでは、飛んだ水をまめにふきとるといいのですが、そこまではなかなか難しいかもしれません。せめて、窓があれば必ず換気をしてください。

家具を北側の壁側に置かないようにしましょう。日当たりが悪いところに置くと湿気がたまりやすくなるようです。

もともと地形的に谷や沼地、山の北側、道路よりも低い位置など湿気の多い地域に住んでいて、ものすごく体調が悪い人は、もし可能なら、短時間でもほかの地域に住んでみて体調の変化をチェックしてみてください。改善するなら、住居の湿気が大きく影響していると考えられます。簡単ではないかもしれませんが、可能なら、思い切って引っ越すことも考えてみましょう。

★換気をする。敷物を敷かない。古い本や雑誌はサッサと処分する
★湿気の多い地域に住んでいて体調の悪い人は、引っ越しも視野に入れる

抗真菌薬だけでは一時的な効果しかない

ここからは、おなかのカビをへらすための、積極的な対策を紹介します。積極的な対策といえば、カビを直接やっつける薬が手っ取り早いと思う人もいるかもしれません。もともとカビはある程度おなかにいるので、完全に殺してしまう必要はありません。全体的なバランスが整うことが大事です。

カビを直接やっつける薬は「抗真菌薬」といい、おなかのカビにも確かに効果があります。

しかし、食事や生活を改善しないで抗真菌薬を飲むだけだと、一時的にはよくても、薬の使用をやめると、またカビがふえてしまいます。ですから、薬は一時しのぎにはなっても、それだけでは根本的な対策にはならないのです。

その理由は、カビは抵抗力が強い生命体であるうえ、形や構造をいろいろと変えて生存することもあるからです。ときには細胞壁を持たず、抗真菌薬がターゲットにできないものもあります。

薬が届きにくい場所に存在していたり、バイオフィルムという自分を守る膜のなかにいたりして、カビに薬が届かない場合もあります。

また、人の細胞の一部にカビが入り込んでしまい、完全に薬で破壊できない場合もあるのです。さらに、その人の免疫力が弱っていると、薬でやっつけても、再び簡単に感染してしまい、いたちごっこになってしまいます。

ですから、根本的には、やはりここに述べた方法こそが、確実なカビのコントロール法になります。もし、病院で抗真菌薬を処方してもらって飲む場合でも、同時に食事や生活改善を心がけるようにしましょう。

★カビを無くしてしまうのでなく、コントロールすることが大事
★抗真菌薬は一時的に効いても、使用をやめるとまたカビがふえる
★薬と同時に食事や生活改善を行うのが大切

抗真菌作用を持つ食品やハーブを活用

積極的な対策としては、食品やハーブのなかに、天然の抗真菌作用を示すものがあるので、それらを活用することをお勧めします。

代表的なものを、以下に挙げてみましょう。なお、治療の際には海外のデータを参考にするため、聞き慣れないハーブが多いと思います。しかし、日本にはワサビや梅干しなど、抗菌・抗カビ作用のある食べものが豊富なので、それらも活用しましょう。

●ニンニク

おなじみの食材ですが、アリシンという成分に抗カビ作用があります。ニンニクを切ったりすりおろしたりすると、もともと含まれていたアリインが分解されてアリシンができます。アリシンは、抗菌・抗カビ作用により、食中毒などを防ぐとともに、おなかのカビ退治に役立ちます。血行をよくして体温を上げる働きもあるので、その意味でもカビ対策になります（次項参照）。

すりおろしやスライスを薬味や料理に使いましょう。丸焼きもホクホクしておいしいものです。忙しい人は、チューブ入りのニンニクを活用してもいいでしょう。

●梅肉エキス

梅の果肉をすりおろしてしぼった汁を煮詰めてつくる、日本の伝統的な万能薬です。強力な殺菌作用があるため、食あたりや下痢によく使用されました。主な食中毒菌や、ピロリ菌を殺菌してくれるうえ、抗カビ作用もあります。さらに、カビ毒（マイコトキシン）を高い確率で抑制します。なお、梅干しそのものにも抗カビ作用があります。

●グレープシードオイル

ブドウの種からとった油で、抗カビ作用があり、カンジダ、いんきんたむし、水虫などにも効果があることが知られています。ドレッシングなどのほか、抗酸化作用が強いので、加熱調理にも使えます。

●オレガノ、オレガノオイル

シソ科のハーブで、カルバクロールやチモールなどの含有成分に抗カビ作用があります。同時に、抗菌作用、抗ウイルス作用もあるすぐれたハーブです。消化を促す作用もあります。

スパイスとして料理に使ったり、ドライハーブでお茶をつくったりするほか、オイルを使う方法があります。サプリメントにもなっています。

オイルには、小瓶に入った精油と、オリーブオイルにハーブを漬け込んだものがあります。前者は紅茶などに1～2滴入れたり、ほかのオイルに混ぜて使ったりします。後者はドレッシングなどに使えます。刺激が強いので、使いすぎには注意しましょう。

●ココナッツオイル・MCTオイル

ココナッツオイルは、中鎖脂肪酸《ちゅうさしぼうさん》のラウリン酸・カプリル酸・カプリン酸、長鎖脂肪酸のミリスチン酸など、体にいい脂肪酸を多く含みます。そして、これらの脂肪酸に抗カビ作用があります。

甘い香りのあるココナッツオイルは、気温25℃以下では半固形や固形になるので、サラダや和えものなどの料理にそのままのせても食べられます。オイルとして使うときは、固まっていたら湯せんなどで溶かします。抗酸化作用が強いので、加熱調理にも使えますが、200℃以上にするとトランス脂肪酸ができるので要注意です。

MCT《エムシーティー》オイルは、ココナッツなどを原料にした中鎖脂肪酸100%のオイルで、やはり抗カビ作用にすぐれています。煙の発生する温度が低いので、加熱調理には向きません。ドレッシングなどに使いましょう。

●ローズマリー

シソ科のポピュラーなハーブです。樟脳《しょうのう》に似た強い香りを持ち、すぐれた抗カビ作用があります。ドライハーブをお茶にしたり、精油を紅茶に垂らしたりして利用します。サプリメントもあります。

肉料理や魚料理の臭みをとるスパイスとしても使われます。使いすぎると香りがきつくなってしまうので、適量を用いましょう。

●クローブ、クローブオイル

クローブは、フトモモ科の丁香《ちょうこう》とも呼ばれる植物で、オイゲロールという含有成分に抗カビ作用があります。クローブはスパイスとして売られているので、肉料理などに使うといいでしょう。クローブからとった油がクローブオイルで、主に精油として売られています。こちらは、紅茶などに垂らして飲むことができます。使いすぎると刺激が強いので、1～2滴垂らして飲みましょう。

●シナモン

シナモンティーなどでおなじみのスパイスです。クスノキ科の樹皮を乾燥させたもので、独特の香りを持ちます。抗カビ作用とともに、腸内環境を整える効果もあります。手軽に利用できるのはシナモンパウダーで、料理やデザートに振りかけたり、飲みものに溶かしたりして幅広く使えます。

●ゴールデンシール

北米に自生するキンポウゲ科の植物で、ハーブとして使うのは黄色い根です。ベルベリンという含有成分に抗カビ作用があり、寄生虫を防ぐ作用もあります。

苦みが強いので、サプリメントとしてとる方法が主体になりますが、ティーバッグもあります。

●オリーブの葉

地中海沿岸で古くから活用されてきたオリーブの葉には、オリウロペインという抗カビ物質が含まれています。葉を煎じてお茶にして飲むのが一般的で、ティーバッグもあります。効率よくとれるエキスも市販されており、液体のものは水に垂らして飲みます。カプセルや粒状になったサプリメントもあります。

●パウダルコ

ブラジルを中心とした南米産のハーブで、タヒボ、あるいは紫イペとも呼ばれます。用いるのは木と皮のあいだの内部樹皮と呼ばれる部分で、ラパコールという含有成分に、すぐれた抗カビ作用があります。ほかにも抗菌、抗ウイルス、抗アレルギー作用などを持っています。お茶として飲むほか、サプリメントもあります。

●ニーム

インドではポピュラーなハーブで、抗カビ作用や寄生虫を防ぐ作用があります。味はたいへん苦いのですが、ティーバッグにもなっています。カプセルや粒状になったサプリメントもあります。

●リンゴ酢

リンゴを発酵させてつくったリンゴ酢は、抗カビに効果を発揮します。「リンゴ酢」として市販されているものには、酢とリンゴジュースを混ぜたものがありますが、抗カビのためには、リンゴを発酵させた本物のリンゴ酢を使ってください。酢のものに使う、水やお湯で割って飲む、紅茶に混ぜて飲むなどの利用法があります。

●エキナセア

北米原産のキク科のハーブです。免疫力を上げるのに役立つうえ、抗カビ作用があります。抗ウイルス作用や抗菌作用もあるとされています。ハーブティーとして飲むのが一般的で、エキナセア茶はクセのない爽やかな味です。サプリメントもあります。

●ブラックウォールナッツ

黒クルミと呼ばれるクルミ科の植物です。腸内環境をよくして抗カビ作用を発揮します。寄生虫の駆除にも役立つとされます。こうした効果を持つのは黒クルミのかたい殻の部分で、粉砕してサプリメントとしてとるのが一般的です。液状のエキスは水かお湯に垂らして飲みます。カプセル状のサプリメントもあります。

●ホロピト

古くから知られるニュージーランド産のハーブをマオリハーブと呼びますが、ホロピトもその1つです。野生のコショウで、抗カビ作用があり、特にカンジダに効くとされます。ドライハーブを料理などに使うこともできますが、日本では入手しにくいので、サプリメントでとるのが一般的です。

●ワームウッド

ヨーロッパ～アフリカ北部原産のキク科のハーブで、ニガヨモギとも呼ばれます。防虫効果や駆虫効果で知られますが、抗カビ作用にもすぐれています。ハーブティーとして飲むほか、液状のエキスやカプセルになったサプリメントもあります。

ニガヨモギの別名どおり、お茶にすると苦いので、ほかのハーブや紅茶などとブレンドしてもいいでしょう。

●ウワウルシ

ツツジ科の常緑低木で、ウバウルシ、クマコケモモとも呼ばれます。利尿作用を持つことで有名ですが、すぐれた抗カビ作用・抗菌作用もあります。用いるのは葉で、乾燥葉を煮出してお茶にするのが一般的です。ティーバッグもあります。味はやや苦めですが、煮出す時間で調節できます。

液状のエキスやそれをカプセルにつめたサプリメントもあります。

このほか、ラクトフェリンと呼ばれる母乳に含まれる成分のサプリメントや、DPPⅣ《ディーピーピーフォー》という消化酵素、ビタミンB_6やビオチンといったビタミン剤なども有効です。

以上のように、おなかのカビに効果が期待できる食品やハーブ、サプリメントはたくさんあります。まずは試して、調子がよくなるものを続けてみるといいでしょう。ただし、まずはベースとなる食事の心がけを守ったうえで、これらを徐々に活用してください（126ページ参照）。急に多量に飲むのは厳禁です。

★天然の抗真菌作用を持つ植物はたくさんあるので上手に利用する
★その場合も食事の心がけを守る。急に多量に飲むのは厳禁

そのほかインターネットやクリニックで手に入る抗真菌サプリメント（ハーブのミックスしたものや酵素を原料にしたもの、CBDオイルなど）もあります。食事やハーブなどの食材で改善しない場合は専門家に相談したり、サプリメントをとる必要がある場合があります。その場合は後述するダイオフ現象に十分注意してください。順番的には食事改善などをある程度実践して、カビを減らした後にお試しすることをおすすめします。

定期的に体を高温にする

生活のなかでできる積極的な対策として、「体を高温にする」ことがあります。お風呂でじっくり温まったり、サウナを利用したりして、体温を38℃以上にする時間をつくりましょう。そうすることで免疫力が高まり、血行や代謝も促されるので、腸内環境を整えて、おなかのカビコントロールをするのに役立ちます。

体温が高くなるのが一時的であっても、それを定期的に続けることが大切です。

日光にしっかり当たるのもいい方法です。日光に当たることで、体が温まるだけでなく、皮膚にあるビタミンDの前駆体《ぜんくたい》（ある物質が生成される前段階の物質）が活性化され、体内の活性型ビタミンDがふえます。手軽でお勧めの温熱療法です。

日光に当たりすぎると、シミがふえるのが気になるのであれば、背中に日を浴びてひなたぼっこをするといいでしょう。顔が日陰になるようにするか、帽子やサングラスで顔をカバーしておいて、手足に日を浴びるのもいい方法です。

日に当たることで、皮膚ガンのリスクが増すのではないかと気にする人もいますが白人以外は日光で皮膚ガンになることはほとんどありません（先天的な病気によって日光でガンになりやすい場合は除く）。

美容面の理由で日焼けを気にしないのであれば、黄色人種である日本人は、どんどん日を浴びてけっこうです。

気持ちよく、ほんのり体が温まるまで浴びることができればじゅうぶんです。

そのほか、日ごろ、適度な運動を行うことや、明るく人生を楽しむことも大切です。血行がよくなるとともに、リラックスできて唾液《だえき》の出がよくなるので、免疫力アップにつながるからです。

★お風呂やサウナを利用して体温を38℃以上にする時間をつくる
★日光浴もお勧め

ダイオフ現象に注意して過激なやり方はしない

以上、おなかのカビのコントロール法をお話ししてきましたが、最後に1つ、重要な注意があります。それは、先に挙げたようなハーブなどのサプリメントによる積極的な対策を行う場合は、徐々に、様子を見ながら実行するということです。早く治したいからと、食事改善などを行わずにいきなり多量に摂取することは厳禁です。

カビは細胞膜に囲まれて存在しています。抗カビ物質などによってカビが死ぬと、細胞膜が壊れ、なかに入っているものが外へ放出されます。

カビのなかには、第2章でお話ししたとおり、アラビノースやアセトアルデヒドなどの有害物質が入っています。少しずつカビが死滅していくときは、大きな問題になりませんが、異常増殖したカビが大量に死ぬと、これらの物質が大量に放出されることになります。すると、有害物質が体内に吸収され、血液中に入り、さまざまな症状を起こします。これを「ダイオフ現象」といいます。

ダイオフの症状としては、倦怠感、発熱、異常行動、腹部膨満、異常な眠け、吐き気、嘔吐、湿疹、かゆみ、頭痛、鼻づまりなどがあります。また、異常に甘いものが欲しくなる、自傷行動の悪化、多動や癇癪《かんしゃく》、てんかんなど、もともとあった症状の悪化がみられることもあります。

翌日から症状が出て、すぐ治まる人もいれば、3～4日で治まる人もいます。ひどい場合は、症状がずっと続いてしまう人もいます。

おなかのカビのコントロールは、決して無理をしないでください。すぐに退治したい気持ちもわかりますが、急がば回れです。ゆっくり、体にダメージを与えないようにしながら退治していきましょう。そのためには、以下の点に気をつけてください。

●まずは食事から

必ず、食事で糖分（特に甘いもの）を控えることを3週間から、できれば1ヵ月続けたあとに、サプリメントなどによる積極的な対策をはじめましょう。

●アルカリ性のものをとる

カビが生成する多くの物質は酸性物質のため、アルカリ性のものをとると中和されやすくなります。例えば、野菜ジュース（不溶性繊維のないもの）や梅干し、海塩などのミネラルが豊富な食品や、フレッシュな野菜をとりましょう。

重曹を薄めて飲むのもいい方法です。ティースプーン半分~1杯の重曹をコップ1杯の水に溶かして飲みます。飲みにくいときは、レモン汁やクエン酸などを合わせ、炭酸水のようにして飲むこともできます。

●活性炭やビタミンB_6をとる

活性炭には毒を吸着する機能があります。食べる活性炭が市販されていますので、ダイオフが心配なときは利用してもいいでしょう。また、ビタミンB_6はカビの放出する有害物質の一種（ペントシジン）の形成を防ぐのに役立つので、ビタミンB群のサプリメントなども併用するといいでしょう。

●便秘をしないようにする

便秘は大敵です。ダイオフを促す危険性があります。しかし腸カビがいると便の出が悪い人が多いので、便秘ぎみの人は、マグネシウム剤などでしっかり排便を促してください。

●いい水分をしっかりとる

ダイオフ防止には、水分の摂取も大切です。ミネラルたっぷりの水分をじゅうぶんにとりましょう。水分補給は、胃酸や消化酵素が薄まるのを防ぐため、食事中を避け、食間や食後に行いましょう。

★急激にカビが死滅すると有害物質が血液中に入って悪さをする「ダイオフ現象」が起こる
★便秘をしない、いい水分をたっぷりとる、なども大切

住環境とカビ

今世界の作物の25％がカビや真菌で汚染されているといわれています。このような口から入るカビ毒（マイコトキシン）に加えて、皮膚からも鼻や口から吸いこんでも体内に入り影響をすることがわかっています。

本文中にも記載したように乾癬、炎症性腸疾患（潰瘍性大腸炎、クローン病など）、関節炎、多発性硬化症、歯周病、全身性エリテマトーデス、ガンなどとの関連

が指摘されています。

今の気候変動による温暖化や気密性に富み通気性を考えてこなかった住居によっても、食物のカビの増殖、住宅のカビの発生に大きく関連していると指摘されています。

例えば沖縄県はぜんそくやアトピー性皮膚炎、通年性アレルギー性鼻炎（花粉症は少なめ）の発生率が上昇しています。沖縄はもともと湿気も多く気候も温暖なため、カビが発生しやすい環境です。沖縄の伝統的な住宅をみてみるとおわかりのようにほとんどが木造で通気性を重視していました。また石垣などは湿気をとってくれるため住宅のしきりによく使われていました。しかし近年ほとんどコンクリート製や気密性の高い住宅へときりかわっていっています。これらの疾患とのかかわりは否定できないと思われます。

食べ物も問題ですが、多くの方は建物でほとんど一日すごします。皮膚への接触や吸い込むカビ毒やカビ自体の影響は計り知れません。住宅は特に、睡眠時は常に影響を受けないように考えてほしいですし、子どもや自宅での仕事をされている方は重要です。湿気のコントロール、換気については十分注意が必要です。エアコンや水場のケアもしっかりしてほしいですね。また職場では自分ではどうしようもないことがあります。体調が悪い場合は机の位置や、空調のケアを願いでることも大事だと思われます。

column

小腸に異常な数の細菌が増殖するSIBOに注意

おなかのカビがいるときに似た症状を起こす関連疾患《しっかん》として「SIBO《シボ》（Small Intestine Bacterial Overgrowthの頭文字）」というものがあります。

もともと腸内細菌は、主に大腸にいるもので、小腸にはほとんどいません。それが異常増殖したのがSIBOという状態で、最近、注目されています。おなかが張る、便秘や下痢などの便通異常、おなかの不快感や痛み、胸やけ、げっぷ、おならなど、おなかにカビがいるときに似た症状が起こります。

小腸には、通常、10の3乗ほどの細菌が存在していますが、それが10の5乗から6乗以上ある場合が、SIBOと定義されています。問題は、細菌の数が多いこと自体よりも、小腸の運動機能が落ち、消化吸収能力が低下してしまうことです。

SIBOになると、特に脂肪の吸収が苦手になるので、やせてきたり、脂肪便が出たり、ビタミンA・D・E・Kといった脂溶性《しようせい》ビタミンの吸収障害が起こったりします。またビタミンB12や鉄も吸収されにくくなります。

下痢や便秘による吸収障害に加え、菌が多数あると、菌が栄養としてビタミンを食べるようになります。尿検査などでは、ビタミンがふえているように見えますが、これは菌が利用している結果であり、患者さんの体には使われていません。これらの影響で、倦怠感、関節炎、頭痛、尿もれ、腹痛なども現れることがあります。

SIBOの原因としては、まず胃腸の運動機能障害があります。

食中毒後の毒が運動機能障害を引き起こした場合や、糖尿病・甲状腺機能低下症・膠原病《こうげんびょう》・各種感染症に伴う胃腸障害、オピオイド（麻薬性鎮痛薬）や抗生物質といった薬剤使用後、術後、ストレスの影響による胃腸障害などです。また、消化器の閉塞や憩室《けいしつ》（袋小路のような部分ができること）など、構造上の問題も考えられます。

胃酸が少なかったり、制酸薬を使っていたり、バウヒン弁（大腸からの逆流を防ぐ弁）の機能障害があったりすると起こりやすくなります。過敏性腸症候群《かびんせいちょうしょうこうぐん》やガン、腸の癒着などの合併症として起こることもあります。

ＳＩＢＯはおなかにカビがいるときの症状に似ているだけでなく、ＳＩＢＯでふえすぎた微生物のなかにカビが関与していることも多いので、こういう病気もあることを知っておきましょう。今このＳＩＢＯは注目されていますが、日本人の場合厳密な低ＦＯＤＭＡＰ食（小腸で吸収されにくく、大腸で発酵しやすい糖質を控える食事法）を行わなくても腸カビ対策でかなり改善する方が多いです。このＦＯＤＭＡＰも長く続けると腸内細菌叢の多様性が減ってしまう傾向にあります。あまり長期間行うことはおすすめしません。また、サプリメントで大量に乳酸菌をとりすぎることもすすめません。

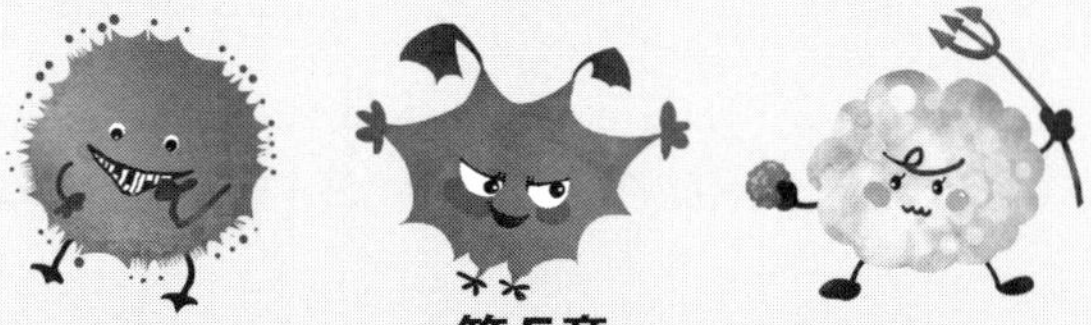

第5章

おなかのカビをコントロールして健康になった実例報告

個人差を踏まえて参考に。ハーブは自分に合うものを選ぶ

本章では、私が日ごろの診療で出会い、おなかのカビのコントロール法を指導した患者さんの例をご紹介します。前章で述べたとおり、通常は、わざわざおなかのカビの検査をしないことが多いのですが、ここでは、原因や悪化要因がおなかのカビだったことが、検査で確認された症例を挙げました。

どんな対策が合うのか、あるいは改善のされ方は、個人個人で大きく違うので、あくまでも「こういう例もある」という参考にしていただけたらと思います。

なお症例のなかに、ハーブなどのサプリメントを用いて改善できた話が出てきますが、そこにはあえて具体的なハーブ名を入れてありません。どんなものが合うかは、ケースによりますので、前章で紹介したもののなかから、ご自分で試して合うものを探してみてください。

ひどかった統合失調症と小麦を1袋食べるなどの食異常が改善

（Tさん・20代男性）

Tさんは、他院で統合失調症《とうごうしっちょうしょう》（幻覚や妄想という症状が特徴的な精神疾患《しっかん》）と診断され、治療を受けていましたが、なかなか改善されないので来院されました。

血液検査をしたところ、血糖値が40mg／dℓ台で、異常に低いことがわかりました（正常値は70～110mg／dℓ未満）。

私は当初、血糖値を下げるホルモンであるインスリンが大量に出ているのかと考えました。例えば、インスリンを出している膵臓《すいぞう》の細胞に腫瘍《しゅよう》などができると、インスリンが過剰に分泌され、血糖値が下がりすぎることがあるからです。

そこで、インスリンの分泌能力を調べてみましたが、特に病的に高いわけではありませんでした。

それなら、おなかのカビが原因かもしれないと、カンジダの検査をしました。する

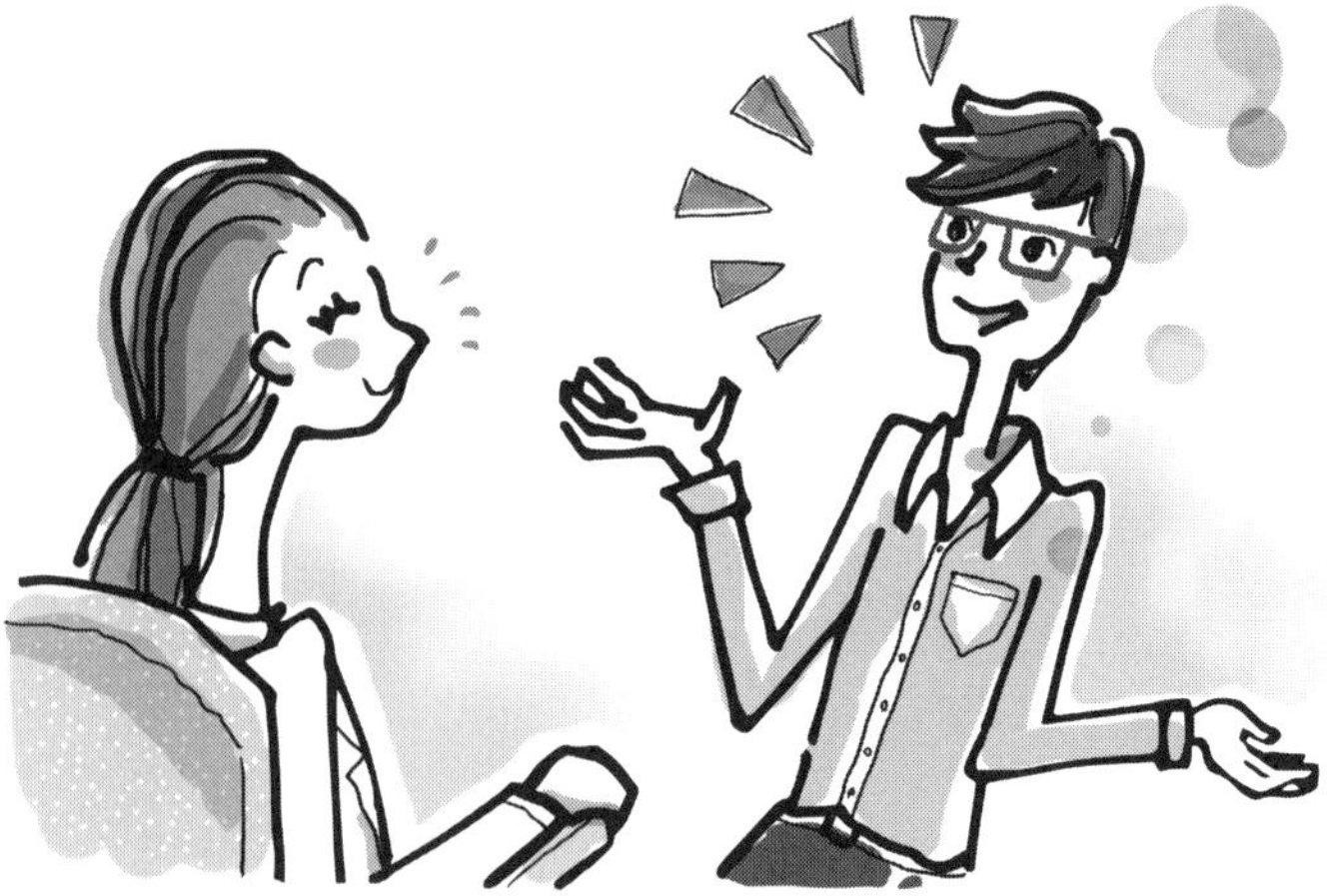

会話のキャッチボールができるようになった！

と、抗体価が高く、カンジダがおなかにいることがわかったのです。

　お母さんへの聞き取りによると、Tさんは、「自宅で小麦を1袋、そのまま食べていたようだ」とのことでした。

　おなかにカビが増殖すると、カビが炭水化物を欲するため、このような極端な食べ方をする場合もあります。

　お母さんに、そういったことを説明し、家に小麦を置かないようにお話ししました。同時に、砂糖類の使用もやめていただき、カンジダに対して有効なサプリメントを投与しました。一方で、向精神薬の減量を行いました。当院の前にかかっていた病院では、多数の向精神薬が処方されていたからです。それほどの薬を飲みながら、統合失調症の症状はよくなっていませんでした。まったくコミュニケーションがとれないうえ、徘徊がひどく、じっと座っていられない状態でした。突然、大声を出すなどして、夜もよく眠らず、お母さんも疲れ果てていたのです。

ところが、食事改善とサプリメントの使用、減薬を行ったところ、2週間後に思いがけない効果がありました。1年間ほど、話ができていなかったのが、落ち着いて話せるようになったのです。きちんと、会話のキャッチボールもできるようになりました。

そのとき、初めて親との確執や、音に対する過敏症など、ご自分の苦悩を話してくれました。

おなかのカビをうまくへらせると、精神科領域の病気も、このように劇的に改善できることが少なくありません。

自傷行為や多動を伴う自閉症がみごとに落ち着き頑固な便秘もよくなった

（Sくん・4歳男児）

他院で「自閉症スペクトラム」と診断された男の子です（「スペクトラム」は連続体という意味で、自閉症ではいくつかの病態が連続してみられるためこう呼ばれます）。頭を床にぶつけるなどの自傷行為、癇癪《かんしゃく》、多動、便秘などが認められました。

自閉症の治療では、グルテン・カゼインフリー（小麦・乳製品の除去）と砂糖や添加物の除去が基本になります。お母さんにこれらを指導して、行ってもらったところ、症状の6割は改善しました。

しかし、米粉でできたパンを少し食べるようになったり、夏休みにお菓子を食べる機会がふえたりすると、症状が悪くなることをくり返していました。

尿検査をしてみたところ、カンジダの代謝物であるアラビノースが上昇しており、カンジダがいることがわかりました。

そこで、これまでの食事療法に加えて、カンジダを除去できるハーブを、ゆっくり（3日に0.5カプセル）とるように指導してみました。ところが、それを飲むと湿疹が出てきて、頭の打ちつけもひどくなったのです。

そのため、さらに食事を徹底してもらいながら、ハーブの種類を替えました。すると、頭の打ちつけはほぼなくなり、かんしゃくも8割程度治まりました。そのうえ、便秘が改善できました。もともと重度の便秘で4日に1度しかお通じがなかったのが、食事改善で2日半に1度になっていました。それが、毎日出るようになったのです。

最初のハーブで悪化したのは、急に効果が現れすぎて、カンジダの菌体が壊れたのに伴い、なかの有害物質が出てきたため（ダイオフ現象）と考えられます。ゆっくりしたペースで飲んでいただいたのですが、それでもこの現象が出てしまいました。

このように、食事でカンジダの増殖をある程度おさえても、カンジダを壊すサプリメントなどをとると、なかから有害物質が出て、症状が悪化することがあります。

症状の出方がひどいときには、焦らずに違う方法を試したり、さらにゆっくりと除去したりすることが大切になります。いちばん安全なのは食事なので、まず食事からやってみましょう。

数年来のしつこい顔湿疹が発酵食品のとりすぎをやめたらすっきり治った

（Kさん・30代主婦）

数年来、顔全体、特にほおからあごにかけて湿疹が出て、なかなか治らないとのことで来院されました。

皮膚科を転々として、ステロイド（副腎皮質《ふくじんひしつ》ホルモン）外用薬などを塗布してもよくならず、自分でいろいろな化粧水を使ったり、オイルを塗ったりしていました。

おなかや皮膚にいいと思い、ヨーグルト、納豆、ビタミンB群やCをとったり、漢方薬などを処方してもらったりもしていました。

症状には波があり、少しいいときもあるようですが、根本的には改善しないため、来院されました。

検査したところ遅延型アレルギー（詳しくは25ページ参照）で、イースト（酵母《こうぼ》）に対する抗体と、マッシュルームに対する抗体が高かったので、腸にカビが存在していると考えられました。

そのことを説明して、まずはカビをふやすような食事をやめるよう指導しました。具体的には、小麦、砂糖、麹《こうじ》類や酵母、シイタケ、バナナやパイナップルといった輸入果物をやめていただいたのです。

そして、消化しにくいものや腸にダメージを与えるものとして、乳製品や遅延型アレルギー検査で反応が強く出たたんぱく質を、一時的にやめてもらいました。

こうした食生活の改善とともに、ステロイド外用薬を中止し、発酵食品のとりすぎをやめ、カビのえさとなるビタミンB群のサプリメントも、いったんやめてもらいました。さらに、即時型アレルギーでダニへの軽度反応が出ていたので、カーペットなどの撤去もお願いしました。

すると、約3週間で、顔の湿疹が劇的に軽快したのです。数年来治まらなかった頑固な湿疹が、1ヵ月もかからずに改善できたわけです。

Kさんのように、腸や肌にいいと思って、発酵食品を多量にとっている人は少なくありません。しかし、おなかにカビがいるときは逆効果になりかねませんので、いったんお休みして、おなかのカビコントロールに注力していただきたいと思います。

おなかが張って便秘と下痢をくり返す過敏性腸症候群がすっきり解消

（Hさん・20代後半女性）

Hさんは、20代前半から、月経不順と月経痛の対策としてピルを服用していました。もともと便秘症でしたが、20代半ばになると、よりいっそうおなかが張りやすくなり、便秘と下痢をくり返すようになりました。

近医にかかったところ、過敏性腸症候群《かびんせいちょうしょうこうぐん》と診断され、整腸剤を処方されました。それを服用したものの、いっこうに改善しなかったので来院されました。

Hさんは甘いものが大好きで、チョコレート、クッキー、アイス、ケーキ、まんじゅうなど、毎日何か甘いものを食べずにはいられない状態でした。

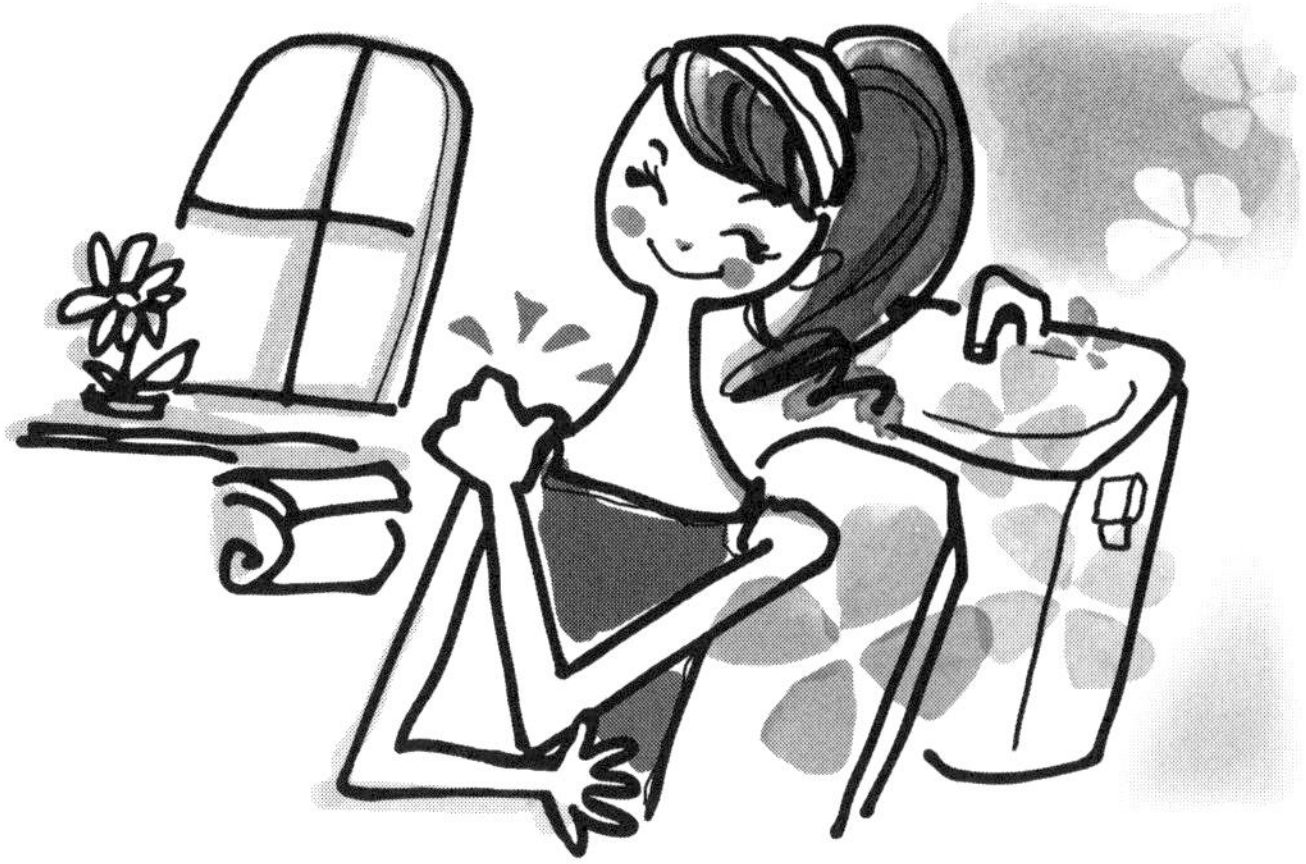

おなかの張りが改善し便通が整った!

随時の血糖値（食事と関係なくそのとき測った血糖値）は70㎎／dℓと低めでした。血液検査では、イースト（酵母《こうぼ》）に対する抗体価が高く、カビがおなかにいると考えられました。

そのことを説明するとともに、甘いものはカビが要求しているためにとっていると考えられること、「脳がカビに支配されている」状態にあることをお話ししました。

なんとかがんばって、甘いものや小麦類、乳製品を、3週間ほど避けるように指導したところ、Hさんは実践してくれました。

その結果、おなかの張りが改善し、便通が整ったのです。

Hさんは、数年以上にわたって悩まされていた腸のトラブルが解消できて、とても喜んでいらっしゃいます。

手術を勧められた左右の卵巣のう腫が大改善して手術を回避

（Rさん・20代前半女性）

産婦人科で、右7㎝、左5㎝の卵巣《らんそう》のう種《しゅ》があることがわかり、手術を勧められました。しかし、「どうしても手術は受けたくない」と拒否し、ほかの治療法を求めて来院されました。

月経痛がひどく、月経期間中は立っていられないほど痛むため、ピルを服用していました。もともと乳製品が好きで、大学生のころは、毎日ソフトクリームを食べていたそうです。

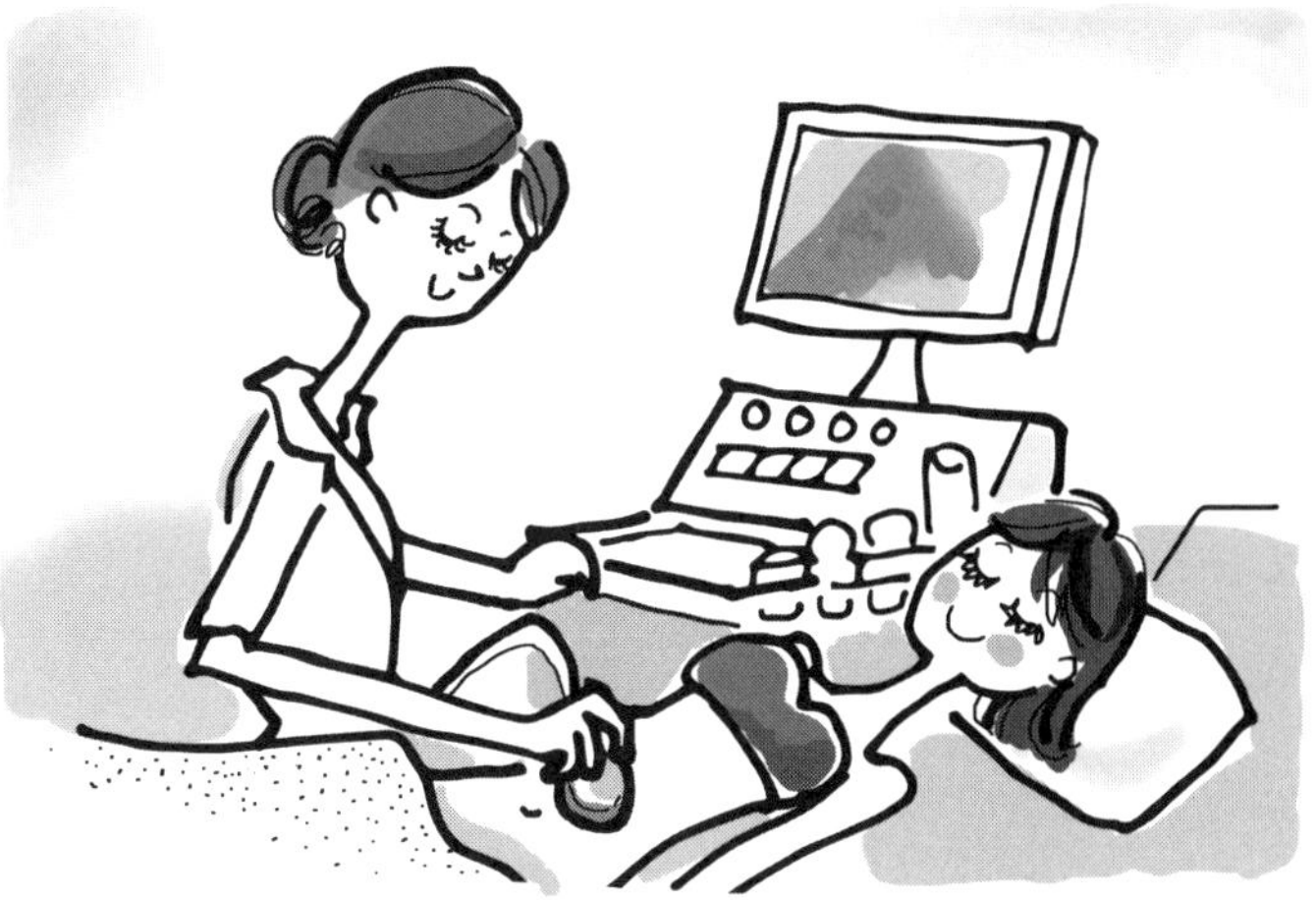

「これなら手術をしなくていいですよ」といわれた

大学卒業後、郷里に戻って就職したものの、ストレスで体調をくずし、仕事にも行けなくなりました。そんななかでの、卵巣のう腫の発見と、当院への受診だったのです。

検査したところ、イースト（酵《こう》母《ぼ》）に対する抗体が高かったため、まず、おなかのカビをへらす食事指導を行いました。そして、消化を促す消化酵素をとってもらい、ピルをやめるように指導しました。

すると、その月は経血量が多く、痛みも激しかったものの、翌月には4割程度の痛みになりました。さらに、その翌月は痛みがなくなり、経血量も正常になったのです。

4ヵ月後の超音波検査では、右の卵巣のう腫が3㎝に縮小し、左は消失していました。

当初のRさんの希望どおり、産婦人科で「これなら、手術をしなくていいですよ」との診断をもらえて、たいへんホッとされています。

10年以上続いたセキやのどの違和感、不安感が2ヵ月で消えた

（Fさん・70代女性）


Fさんは、10年以上続くセキ、のどの違和感、カゼをひきやすいなどの症状を訴えて来院されました。

もともとは、10年ほど前に仕事で強いストレスにさらされ、抗不安薬を服用するようになりました。カゼもよくひき、抗生物質を年に3～4回服用していたそうです。

病院で逆流性食道炎といわれ、胃酸をおさえる薬も服用していました。4年前からは花粉症も発症していました。

毎日の食事では、朝にパンと牛乳、夜はパスタを食べるなど、小麦や乳製品が多かったうえ、甘いものが好きで、毎日お菓子などを食べていました。

血液検査をしたところ、随時の血糖値（食事と関係なく、そのとき測った血糖値）は70㎎／dℓと低血糖ぎみで、甲状腺の異常もありました。検査結果では、イースト（酵母《こうぼ》）に対する抗体価が高く、マッシュルームに対する抗体価も上昇しており、おなかのカビが増殖していると考えられました。

そこで、おなかのカビを減らすための食事の改善を指導しました。

制酸薬は頓服《とんぷく》（必要なときだけ飲む薬）に替えてもらったところ、ほとんど飲む必要がなくなりました。抗不安薬は、徐々にへらし、半年かかったものの、やめることができました。前後して、睡眠薬も不要となりました。

すると、セキやのどの違和感は、1ヵ月後には軽快し、2ヵ月後には消失しました。10年以上続いていたセキが、2ヵ月で消えたのです。

Fさんはストレスが強かったときに、甘いものを多く食べており、反応性の低血糖

（甘いものの食べすぎなどの反動で急激に血糖値が低くなること）をくり返していたと推測されます。それが原因で不安を感じるようになり、抗不安薬を処方されるようになったのでしょう。

また、頻繁に抗生物質や胃酸をおさえる薬を飲んでいたため、さらにカビが腸内で増殖していたと考えられます。カゼをくり返すことで、さらに抗生物質や去タン剤、抗アレルギー剤などを投与されていました。

しかし、食生活でカビをへらすとともに、甘いものの過食をやめて反応性の低血糖が防げるようになると、感染症をくり返さなくなり、低血糖による不安感もへって、数々の薬をやめることができました。結果的に、セキなどが治まるとともに、花粉症も起こらなくなりました。食事改善とともに、薬を減量することで、体への副作用を軽減でき、いい循環に変えていけた例です。

アトピー性皮膚炎で引きこもりになったが美肌になって明るい自分に戻った

（Mさん・40代女性）

Mさんは、産後の20代後半にアトピー性皮膚炎を発症しました。もともと仕事が不規則で、生活が乱れていたのですが、出産後はさらに気が休まらず、ストレスを抱えていました。夜起きて昼に寝るなど、生活リズムもかなり乱れていました。

よくカゼをひいており、抗生物質を服用する機会が多く、そのころにアトピー性皮膚炎を発症しています。

皮膚科でステロイド（副腎《ふくじん》皮質《ひしつ》ホルモン）の外用薬を処方されて使っていたところ、皮膚が厚くなり、かゆみが治まらなくなってきました。外へ出かけることが嫌になって、まったく外出せずに引きこもるようになったのです。

血液検査では鉄欠乏性貧血がありました。食生活を聞くと、パン、アイスクリーム、アイスコーヒー、お菓子類などをよく食べていました。

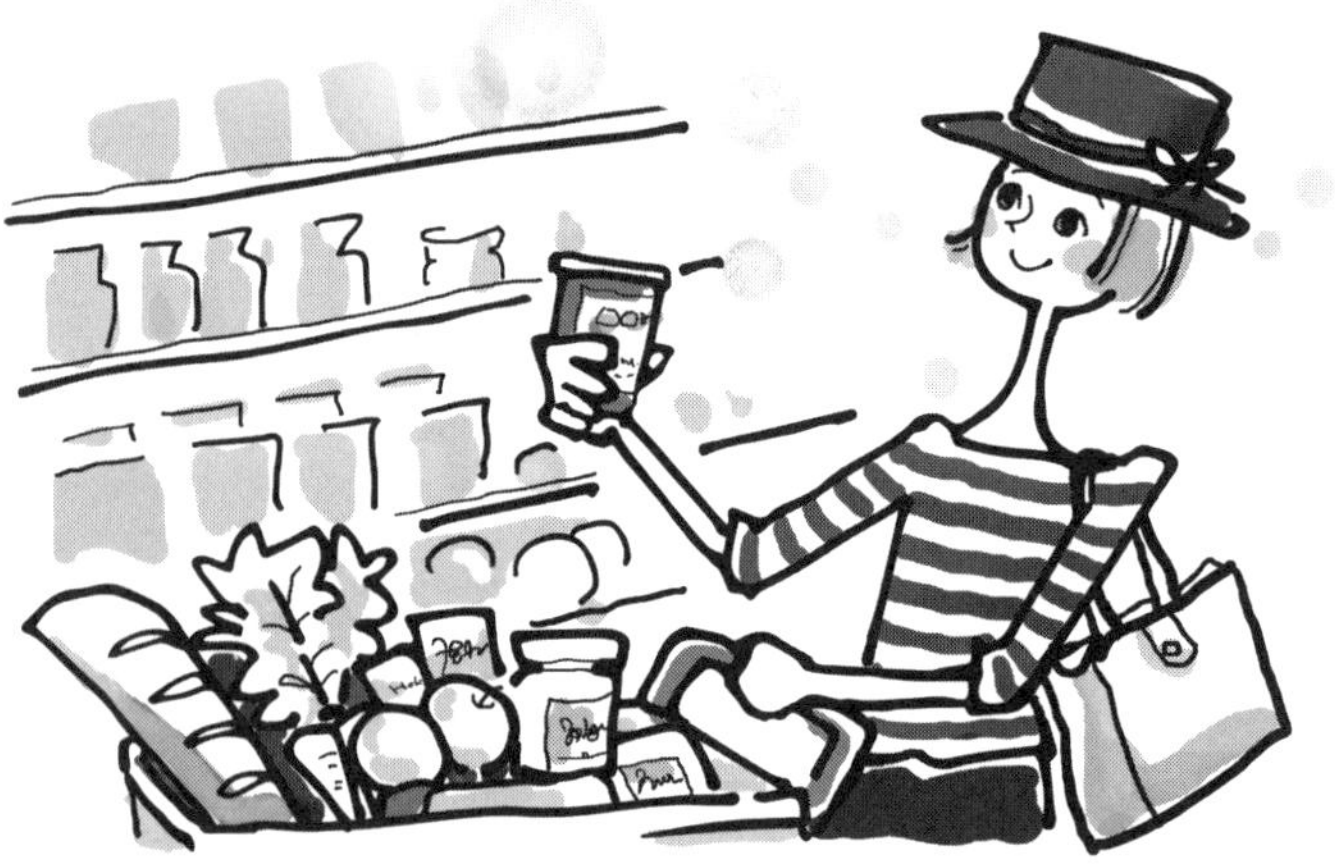

笑顔が復活して外出できるようになった!

検査では、イースト（酵母《こうぼ》）に対する抗体がかなり高く、おなかにカビがいると考えられました。

そこで、短期間のファスティング（断食）をしてもらったあと、食生活の改善を指導しました。同時に、夜寝て、朝起きる生活に変えてもらいました。2ヵ月ほどして、カビを除去するサプリメントの服用を開始しました。

徐々に戻ってきた日内リズムと、食生活の改善が功を奏したようで、正常な皮膚が出現してきました。それとともに貧血も改善されて、正常に近くなりました。

引きこもって抑うつが強かったのが、笑顔が出るようになり、買い物などで外出できるようになったのです。

Mさんのケースでは、強いストレスと産後ホルモンバランスの乱れ、日内リズムの乱れ、自律神経《じりつしんけい》（意志とは無関係に体の機能を調節している神経）のバランス障害などによって免疫力が下がったために、カゼをくり返すようになったと考えられます。

そのうえ、甘いものをよく食べていたため、おなかのカビがふえてきたのでしょう。

カビは甘いもののほか、鉄をえさにしやすく、しかも腸に炎症を起こして鉄などの吸収障害を発生させます。ですから、おなかにカビがいると、Mさんのように鉄欠乏性貧血を起こしやすいのです。

鉄欠乏性貧血があると、腸の粘膜が薄く、弱くなり、さらに栄養が吸収されにくくなるという悪循環を起こします。

Mさんのように、胃腸の炎症が慢性化している場合は、いったんプチ断食で胃腸の状態を改善するのもいい方法です。すると、栄養を吸収しやすくなりますし、カビの増殖をおさえることにもなるので、悪循環を断つことができます。

その後、カビを除去するサプリメントなどを徐々に投与することで、さらにおなかのカビをへらすことができました。これらの食事・生活改善が、精神状態にも反映され、心身がいい循環に入っていったケースです。

パニック障害とめまいで起き上がれなかったが症状が消えて新たな人生が始まった

（Nさん・20代男性）

Nさんは、4年前に運動をしているとき、急にパニック発作を起こしました。以来、体がふわふわして、常に傾いている感覚があり、朝起きられなくなりました。特に、来院前の半年は疲労感が強く、一日じゅう床に横になっている状態でした。尿の有機酸検査をしたところ、カンジダの代謝物がふえており、カンジダが腸内にかなり増殖していると考えられました。

もともとてもまじめな性格のNさんは、仕事が非常に忙しくても、手を抜かずにきちんとこなしていました。しかも、自分がつらくても、人には親切に対応していたのです。

そういう生活が、少しずつきつくなっていましたが、それでもがんばって続けていました。その無理が急にきて、前述のような症状を起こしたのです。

食生活を聞くと、パン、乳製品、砂糖、化学調味料をよくとっていることがわかったので、それらを避けてもらうようにしました。そして、フレッシュな野菜、たんぱく質、ご飯を基本にとるように指導しました。

すると、2週間ほどで、症状は6~7割程度に軽快しました。その後、カビを除去するサプリメントなどをとってもらったところ、1ヵ月後には、毎日起き上がれるようになり、めまいもほぼ消失しました。

現在は、資格をとるための学校に入り、勉強をはじめています。ストレスがあると、少し調子が悪くなるときもありますが、症状はほぼコントロールできています。

おわりに

「多分、びっくりすると思うけど、おなかにカビがいると思いますよ」

その患者さんが悩んでいる病気や症状の原因、あるいは悪化要因が、おなかのカビだと判明したとき、私はこんなふうに切り出します。

すると患者さんは、最初こそ「えーっ、何ですか、それ」という感じで驚かれますが、落ち込む人はほとんどいません。

それどころか、きちんと現在の体の状態と、これから取り組んでいただく改善法をお話しすると、すごくホッとされたり、晴れ晴れとした様子になられたりします。

おなかにカビがいると指摘されて、ホッとしたり、晴れ晴れしたりするなんて、おかしいと思われますか。

私のクリニックに来院される患者さんには、何をしても治らず、他院を転々とされて、それでも原因がわからずに困り果てている人が、多数いらっしゃいます。ですから、原因がおなかのカビといわれると、「ああ、ようやく原因がわかった」と、ホッとされたり、晴れ晴れとされたりするのです。つまり、これまでいかに困っていたかを表しています。

おなかのカビ対策は、早ければ2～3週間で効果が出はじめますが、長くかかる人もいます。症状から、長期戦になるなと思われる人には、「治療にはかなりかかると思いますよ」とお知らせします。

それでも患者さんは、来院したときに比べて、とても明るい感じに変わります。

同じ長さのトンネルを通るのでも、どのへんに出口があるのかを、知っているのと知らないのとでは大違いです。出口がどのへんにあるかを把握して、着実に前に進める方法がわかっていれば、長い道のりでも、人はがんばれるものです。

ところが、今の標準的な医療では、「おなかのカビ」という概念がないので、一般的な医療機関では、その診断や改善法の指導を受けられないのが現状です。

最近、おなかのカビが注目されているのは確かで、専門のクリニックや外来で扱うところが、少しずつ登場しています。しかし、まだまだ一般的ではありません。

そのため、出口のわからないトンネルを、不安を抱えてさまよっている人はとても多いのです。

本書で述べたとおり、おなかのカビのチェックや対処は、特別に難しいわけではありません。必ずしも高い費用のかかる医学的な検査をしなくても、症状や状況からおなかのカビが疑わしいと思えば、とりあえず対処法を試せばいいのです。

対処法は、薬やサプリメントが劇的に効くわけではないので、自分で取り組まなければなりませんが、すべて家庭で手軽にできることです。

おなかのカビに関する情報さえ知れば、患者さんが自分で対処できるのです。

その情報に巡り合えないまま、トンネルをさまよっている人たちに、おなかのカビのことを知ってほしいと考えて本書をまとめました。

そして出版して6年がたち、本を読んで改善したとの声を聞く一方、一生懸命発酵食品をとるのをやめた、納豆やめてる、おなかのカビをやっつけないといけない、など少し誤解を招いていることに気づきました。またいつまでやればいいのか、一生野菜を減らさないといけないのかという疑問にも答える必要があると感じていました。

発酵食品や野菜は本来腸にとってもいいものですが、なんでも過剰にやりすぎることが問題です。どんなこともバランスが大事なのです。腸内細菌叢も有益菌だけでなく悪玉菌とされていたもの、真菌類やウィルスなども共存して多種多様な微生物がネットワークをつくることが大事なのです。世の中の人々や自然界の土の微生物なども同様で多種多様でバランスを保つことが大事です。そのためバランスを崩すものをとりすぎない。例えば薬、化学物質、遺伝子組み換え製品など。そして、逆にカビを殺すものを大量に継続的にとることもすすめません。また野菜や発酵製品をずっと控えることもおすすめできません。常にバランスを意識して取り組んでもらいたいと思って改訂版を出すことにいたしました。

今の不調を治したい一心で懸命になりすぎず、原因をしっかりとみきわめ、1人でも多くの人に、トンネルの出口があることを知っていただき、そこまでの道のりを着実に進むガイドとして、本書をお役立ていただければ幸いです。

2024年初夏

葉子クリニック院長

内山葉子《うちやまようこ》

●参考書籍

『パンと牛乳は今すぐやめなさい!』内山葉子　マキノ出版　2017
『子どもの病気は食事で治す』内山葉子　評言社　2014
The Yeast Connection. William G.Grook VINTAGE 1986
Biological Treatments for AUTISM and PDD 3rd Edition. William Shaw 2008

●参考文献

1.Naugle E. Canida and Dysbiosis Foundation Newsletter Vol2, No2, p8, 1996
2.Eaton K et al. Abnormal gut fungal threat. Science 266:1832-1834,1994
3.Gold H et al. A method for evaluation of laxative agents in constipated human subjects with a study of comparative laxative potency of fumarates, sodium tartrate, and magnesium acid citrate. J Am Pharm Assoc 32:173-178, 1943
4.Robertson B et al. Human tartrate nephropathy. Report of a fatal case. Acta Pathol. Microbiol Scand 74:305-310,1968
5.Shan D et al. Clinical isolates of yeast produce a gliotoxin-like substance. Mycopathologia 116:203-208,1991
6.Mullbacher A et al. Identification of an agent in cultures of Aspergillus fumigatus displaying anti-phagocytic and immunomodulating activity in vitro. J Gen Microbiol 131:1251-1258,1985
7.Kobayashi M. Gliotoxin treatment selectively spares M-CSF-plus Ⅱ-3-repomsove multipotent haemopoietic progenitor cells in bone marrow. Eur J of Haematol46:205-211, 1991
8.Sutton P et al. Evidence the gliotoxin enhances lymphocyte activation and induces apoptosis by effects on cyclic AMP levels. Biochem Pharmacol 50:2009-2014, 1995
9.Warubg P et al. Gliotoxin inactivate alcohol dehydrogenase by either covalent modification or free radical damage by redox cycling.
10.Sprince H et al Protective action of ascorbic acid and sulfur compounds against acetaldehyde toxicity: implication in alcoholism and smoking. Agents and Actions 5:164-173,1975
11.Witkin S. Defective immune responses in patients with recurrent candidiasis. Infectious in Medicine 129-132,1985
12.BlumK et al. Alcohol and the addictive brain. The Free Press NY 99-216,1991
13.Lumeng L. The role of acetaldehyde in mediating the deleterious effect of ethanol on pyridoxal-5-phosphate metabolism. J Clic Invest 62:286-293,1978
14.Vojdani A et al. Immunological cross reactivity between Canadida albicans and human tissue. J Clin Lab Immunol 48:1-15,1996

15.Oldstone M. Molecular mimicry. Immunologic cross reactivity between dissimilar proteins (microbiol and self) that share common epitopes can lead to autoimmunity. Cell 50:819-820,1987
16.Whitehorn PR et al.: Neonicotinoid pesticide reduces bumble bee colony growth and queen production. Science 2012,336(6079):351-2
17.Buckland ST, Samson AJ et al.: Connolly CN. Neonicotinoids target distinct nicotinic acetylcholine receptors and neurons, leading to differential risks to bumblebees. Moffat C, Sci Rep. 2016,28;6:24764
18.Zhang X, Essmann M, Burt ET, Larsen B. Estrongen effects on Candida albicans: a potential virulence-regulating mechanism. J Infect Dis. 2000 Apr;181(4):1441-6
19.Ramos-E-Silva M, Martins NR, Kroumpouzos G Oral and vulvovaginal changes in pregnancy.Clin Dermatol. 2016 May-Jun;34(3):353-8.
20.Fidel PL Jr, Cutright J, Steele C. Effects of reproductive hormones on experimental vaginal candidiasis. Infect Immun. 2000 Feb;68(2):651-7.
21.Mnif et al.: Effect of Endocrine Disruptor Pedsticides: A Review Int J Environ Res Public Health 2011,8(6):2265-2303
22.Gioiosa et al.: The effects of bisphenol A on emotional behavior depend upon the timing of exposure, age and gender in mice. Horm Behav. 2013, doi;10.1016
23.The Prague Declaration on Endocrine Disruption-126 Signatories. Meeting for international group of scientists convened in Prague May1-12,2005
24.Christen V, Mittner F, Fent K.: Molecular Effects of Neonicotinoids in Honey Bees (Apis mellifera). Environ Sci Technol. 2016,50(7):4071-81.
25.Whitehorn PR et al.: Neonicotinoid pesticide reduces bumble bee colony growth and queen production. Science 2012, 336(6079):351-2
26. Buckland ST, Samson AJ et al.: Connolly CN. Neonicotinoids target distinct nicotinic acetylcholine receptors and neurons, leading to differential risks to bumblebees. Moffat C, Sci Rep. 2016,28;6:24764
27.Polanska K, Jurewicz J, Hanke W.: Review of current evidence on the impact of pesticides, polychlorinated biphenyls and selected metals on attention deficit / hyperactivity disorder in children. Int J Occup Med Environ Health. 2013, Mar;26(1):16-38.
28.Bouchard MF,Bellinger DC,Wright RO, Weisskopf MG.: Attention-deficit / hyperactivity disorder and urinary metabolites of organophosphate pesticides. Pediatrics. 2010,125(6):e1270-7.
29.Shelton JF, Geraghty EM, Tancredi DJ et al.: Neurodevelopmental disorders and prenatal residential proximity to agricultural pesticides: the CHARGE study. Environ

Health Perspect. 2014,122(10):1103-9
30.Eskenazi B, Kogut K, Huen K et al.: Organophosphate pesticide exposure, PON1, and neurodevelopment in school-age children from the CHAMACOS study. Environ Res. 2014,134:149-57
31.Lerro CC, Koutros S, Andreotti G et al.: Organophosphate insecticide use and cancer incidence among spouses of pesticide applicators in the Agricultural Health Studt. Occup Environ Med. 2015,72(10):736-44
32.Starling AP,Umbach DM et al.: Perticide use and incident diabetes among wives of farmers in the Agricultural Health Study. Occup Environ Med. 2014,71(9):629-35.
33.NPO法人ダイオキシン・環境ホルモン対策国民会議JEPA　新農薬ネオニコチノイドが脅かすミツバチ・生態系・人間　改訂版(2) 2012
34.Pope CN, Ray D et al.: A reassessment of the neurotoxicity of phrethroid insecticides. Pharmacol Ther 2006,111:174-193
35.Samonis G et al.: Prospective evaluation of broad-spectrum antibiotics on gastrointestinal yeast flora of the human gut. European Journal of Clinical Microbiology and Infectious Disease 1994,13:665-667
36.Shepherd M et al. Candida albicans: biology, genetics and pathogenicity. Ann Rev Microbiol 1985,39:579-614
37.Han YW et al. Term stillbirth caused by Fusobacterium Nucleatum. Obstet Gynecol 2010, 155:442
38.Arunschalam C et al.: Trichothecene toxicity in eukaryotes: Cellular and molecular mechanisms in plants and animals. Toxicology Letters 2013,217(2):149-158

内山葉子 Yoko Uchiyama
関西医科大学卒業。大学病院・総合病院で腎臓内科・循環器・内分泌を専門に臨床・研究を行った後、福岡県北九州市で葉子クリニックを開設、院長を務める。医学博士、総合内科専門医、腎臓内科専門医。全人的な医療に基づき、自然医療や漢方・機能性食品などの補完・代替医療と西洋医学、心のケアなどを統合的に行い、さまざまな分野の難治性の疾患の診療を行う。著書に『デジタル毒』『免疫力をととのえる薬膳酵素ごはん』（小社刊）『パンと牛乳は今すぐやめなさい!』『この薬、飲み続けてはいけません!』『発達障害にクスリはいらない』『健康情報のウソに惑わされないで!』（マキノ出版刊）、『子どもの病気は食事で治す』『毒だらけ』（評言社刊）『腎臓をよくする食事』（三和書籍刊）がある。

葉子クリニックのホームページ
http://www.yoko-clinic.net/

改訂増補版
おなかのカビが病気の原因だった
日本人の腸はカビだらけ

2024年6月 4 日初版第一刷発行
2024年7月17日　　第二刷発行

著者　内山葉子
発行人　松本卓也
発行所　株式会社ユサブル
〒103-0014　東京都中央区日本橋蛎殻町2-13-5　美濃友ビル3F
電話：03（3527）3669
ユサブルホームページ：http://yusabul.com/
印刷所　株式会社光邦

ISBN978-4-909249-59-3
定価はカバーに表示してあります。
落丁・乱丁本はお手数ですが小社までお問い合わせください。

内山葉子医師の好評既刊

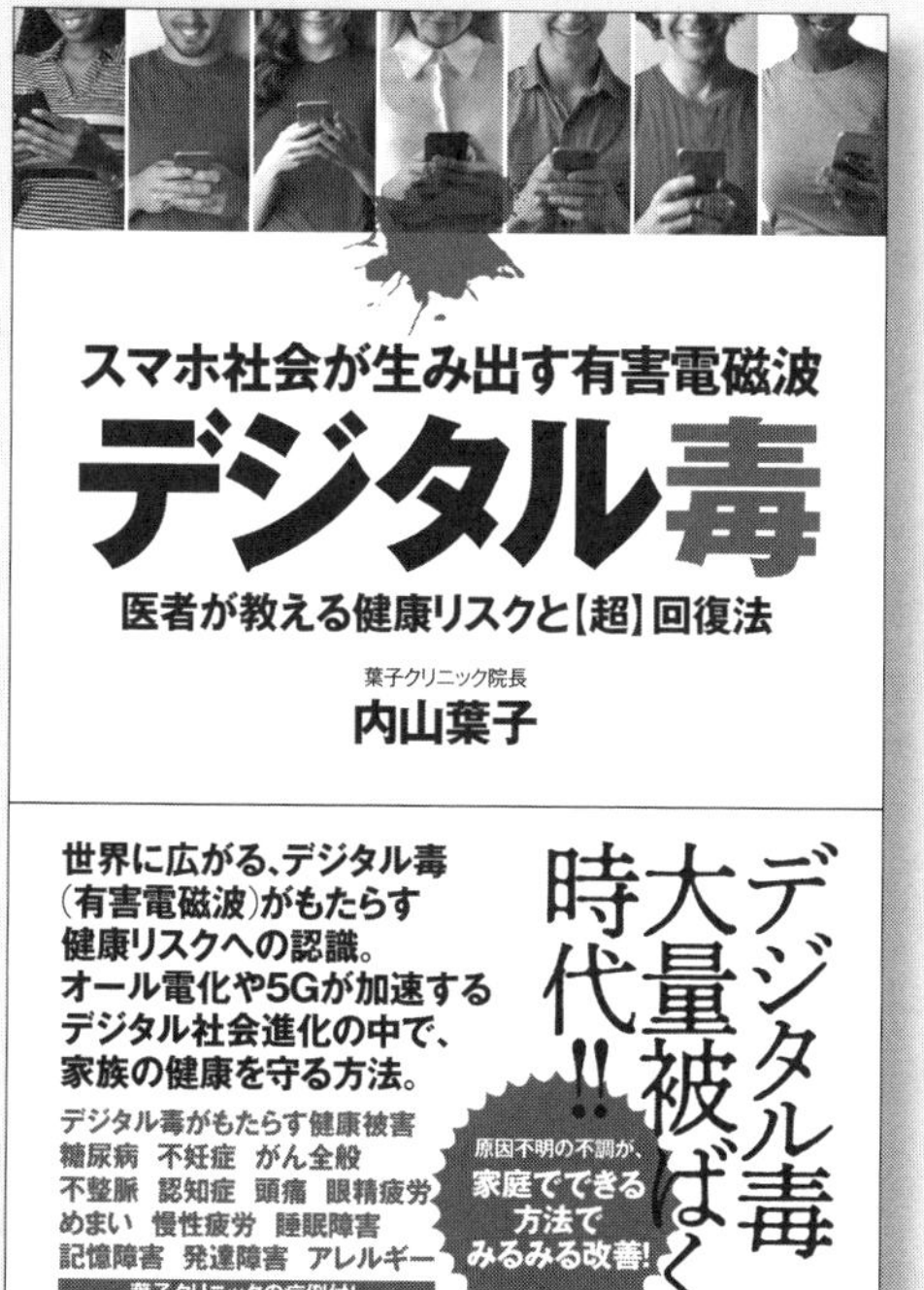

スマホ社会が生み出す有害電磁波

デジタル毒

医者が教える健康リスクと【超】回復法

内山葉子 著

四六判並製　●本体1400円＋税　ISBN978-4-909249-34-0

オール電化や5Gの普及が加速するデジタル社会進化の中で、デジタル毒（有害電磁波）大量被ばくがもたらす健康被害のリスク。現代社会でデジタル毒から家族の健康を守る方法。